# Haut und Haar
# Arbeitsbuch
# Lernfelder 6–9

VERLAG EUROPA-LEHRMITTEL · Nourney, Vollmer GmbH & Co. KG
Düsselberger Straße 23 · 42781 Haan-Gruiten

**Europa-Nr.: 65735**

**Herausgeber:**
Katja Wiemann, 45665 Recklinghausen

**Verlagslektorat:**
Anke Vöpel

Das vorliegende Buch wurde auf der Grundlage der neuen amtlichen Rechtschreibregeln erstellt.

1. Auflage 2008
Druck 5 4 3 2 1
Alle Drucke derselben Auflage sind parallel einsetzbar, da sie bis auf die Behebung von Druckfehlern untereinander unverändert sind.

ISBN 978-3-8085-6573-5



Satz: Satz + Layout Werkstatt Kluth GmbH, Erftstadt
Druck: Media-Print Informationstechnologie, 33100 Paderborn
Umschlaggestaltung: braunwerbeagentur, 42477 Radevormwald

# Vorwort

Das vorliegende „Haut und Haar – Arbeitsbuch" richtet sich an Auszubildende im Beruf Friseur/Friseurin. Innerhalb des Arbeitsbuches wird von der Friseurin und meistens auch von der Kundin gesprochen. Die weibliche Form wurde bewusst gewählt, weil der größte Teil der Auszubildenden eben weiblich ist. Wir bitten die männlichen Auszubildenden hierfür um Verständnis.

## Neuer Rahmenlehrplan

Seit dem 1.8.2008 gilt der neue Rahmenlehrplan der Kultusministerkonferenz (KMK) für den Ausbildungsberuf Friseurin/Friseur. Der Beruf wurde neu geordnet und in 13 handlungsorientierte Lernfelder gegliedert. Die Kernqualifikationen Pflegen von Haar und Kopfhaut, Haarschneiden, Gestalten von Frisuren, dauerhaftes Umformen und farbverändernde Haarbehandlungen wurden um neue Arbeitsaufgaben ergänzt. Diese liegen insbesondere in den Bereichen:

- Kundenmanagement
- Betriebsorganisation einschließlich der neuen Kommunikations- und Informationssysteme
- Marketing
- unternehmerisches Denken und Handeln

## Inhalt

Die Arbeitsbücher sind nach Lernfeldern gegliedert und nach Ausbildungsjahren getrennt.

| Band 1 | Band 2 | Band 3 |
|---|---|---|
| Lernfeld 1 – In Ausbildung und Beruf orientieren<br>Lernfeld 2 – Kunden empfangen und betreuen<br>Lernfeld 3 – Haare und Kopfhaut pflegen<br>Lernfeld 4 – Frisuren empfehlen<br>Lernfeld 5 – Haare schneiden | Lernfeld 6 – Frisuren erstellen<br>Lernfeld 7 – Haare dauerhaft umformen<br>Lernfeld 8 – Haare tönen<br>Lernfeld 9 – Haare färben und blondieren | Lernfeld 10 – Hände und Nägel pflegen und gestalten<br>Lernfeld 11 – Haut dekorativ gestalten<br>Lernfeld 12 – Betriebliche Prozesse mitgestalten<br>Lernfeld 13 – Komplexe Frisurendienstleistungen durchführen |

- Die Arbeitsbücher sind abgestimmt auf die Inhalte der Friseurfachkunde „Haut und Haar", können aber auch unabhängig davon eingesetzt werden.
- Die Inhalte werden praxisorientiert vermittelt. So beginnen die Kapitel beispielsweise mit einem Szenario. Dieses spiegelt eine Situation wider, wie die Auszubildende sie selbst im Salon erleben könnte.
- Die abwechslungsreiche Aufgabenstellungen fördern die Kompetenzentwicklung der Auszubildenden.
- Umfangreiche Projektaufträge und Rollenspiele können die Schüler in Gruppen bearbeiten.
- Die Arbeitsblätter unterstützen den handlungsorientierten Unterricht.

Wir wünschen allen Auszubildenden und allen, die sich beruflich fortbilden wollen, viel Freude und Erfolg mit diesem Arbeitsheft.

Kritische Hinweise und Vorschläge, die der Weiterentwicklung des Buches dienen, nehmen wir dankbar entgegen.

Im Herbst 2008

Autorin und Verlag

# Inhaltsverzeichnis Band 2

## 2. Ausbildungsjahr

## Situation:

*Frau Reiser hat unbehandeltes schulterlanges Haar, ihre Tochter Sabine hat ebenfalls schulterlanges Haar. Sabine hat jedoch eine Dauerwelle und ihr Haar ist aufgehellt. Beide haben sich im Friseursalon „Haargenau" Papilloten eindrehen lassen. Das Haar von Frau Reiser war nach 30 Minuten trocken, das Haar ihrer Tochter Sabine war nach 45 Minuten immer noch nicht völlig trocken.*

**Aufgaben:**

1 Diskutieren Sie im Klassenplenum, wie sich die unterschiedlichen Trocknungszeiten der Haare erklären lassen.

2 Führen Sie den folgenden Versuch zur Quellung des Haares selbstständig durch. Sie benötigen dazu:

**Materialien und Gegenstände:**

Haarsträhnen unterschiedlicher Qualität; drei Messzylinder; eine Messuhr; Wasser; drei Spatel; Waage; Papierservietten; wasserlöslicher Marker; Schreibmaterial

**Versuchsanweisungen:**

Vor Ihnen liegen drei Haarsträhnen:

a) unbehandeltes Haar
b) dauergewelltes Haar
c) blondiertes Haar

1) Wiegen Sie die drei Strähnen an einer Waage aus und präparieren Sie sie so, dass Sie **drei gleich schwere** Strähnen haben!
2) Füllen Sie den Messzylinder bis zur **50-ml**-Marke mit Wasser.
3) Geben Sie in je einen Zylinder **eine** der Haarsträhnen.
4) **Markieren** Sie auf dem Zylinder, welche Haarsträhne sich in ihm befindet!
5) Nach **5 Minuten** nehmen Sie die Strähnen heraus und hängen sie über einen **Spatel**, den Sie auf den Rand des Messzylinders gelegt haben.
6) Lassen Sie die Strähnen **5 Minuten** abtropfen.
7) Nun können Sie die von den Haarsträhnen aufgenommenen Wassermengen feststellen, indem Sie die übrig gebliebene Wassermenge von der ursprünglichen Wassermenge **subtrahieren**.
8) Die resultierende **Differenz** ist die Wassermenge, die das Haar auf Grund seines Quellvermögens aufgenommen hat! Tragen Sie diese Menge in die **Tabelle** ein.

**Ergebnisse:**

| Haarqualität | a) unbehandeltes Haar | b) dauergewelltes Haar | c) blondiertes Haar |
|---|---|---|---|
| Wassermenge (ml) | | | |

3 Formulieren Sie anhand der Ergebnisse allgemeingültige Merksätze.

Die Saugfähigkeit (Quellung) eines Haares ist umso größer, je ____________________

____________________

____________________

____________________

____________________

**4** Was bedeuten die Ergebnisse für die praktische Arbeit im Salon?

**5** Erklären Sie Frau Reiser, wie die Saugfähigkeit des Haares herabgesetzt werden kann.

**6** Das Haar kann, wie im Versuch bewiesen, Wasser aufnehmen. Beschreiben Sie der Kundin, welche Eigenschaften des Haares dafür verantwortlich sind.

**7** Das Haar kann ebenfalls Wasser aus feuchter Luft aufnehmen. Nennen Sie die gebräuchliche Bezeichnung dieser Eigenschaft und erläutern Sie diese!

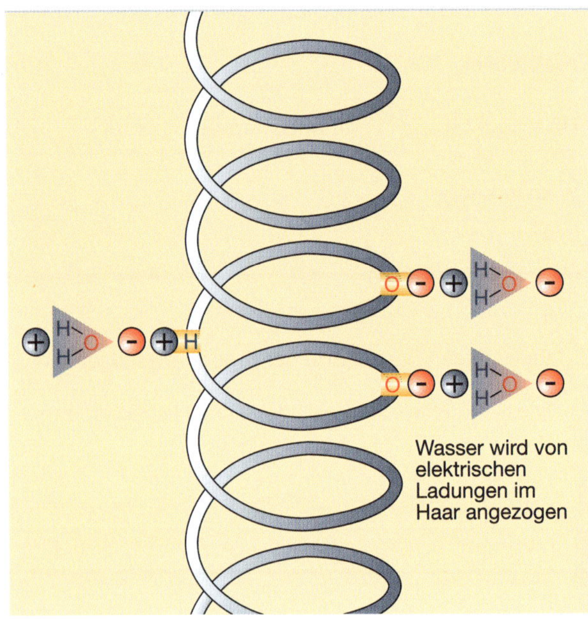


*Bild 1: Wasseraufnahmefähigkeit des Haares*

**Situation:**

*Frau Engelbrecht hat schulterlanges, glattes Haar. Weil sie am Abend zu einer Hochzeit eingeladen ist, bittet sie Sie, mithilfe einer Volumenwicklung kräftige Locken in ihr Haar zu bringen. Am nächsten Morgen ruft die Kundin Sie ganz entsetzt im Salon an und erklärt, dass Sie da wohl etwas falsch gemacht haben. Sie habe heute Morgen ihr Haar gewaschen und von der Lockenpracht sei nun nichts mehr zu sehen.*

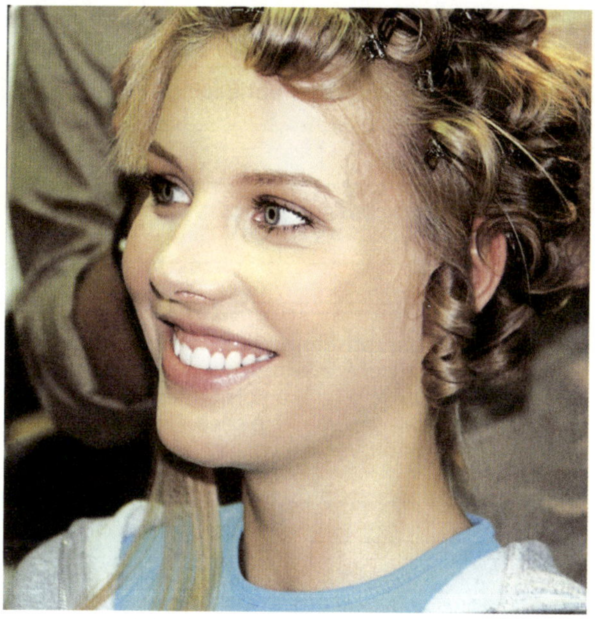

*Bild 1: Kurzfristig haltbare Umformung*

**Aufgaben:**

**1** Erläutern Sie der Kundin, warum die Haare nach dem Waschen in ihre ursprüngliche Form zurückverwandelt wurden.

**2** Nennen Sie Frau Engelbrecht Möglichkeiten zur bedingt dauerhaften Haarumformung.

**3** Erläutern Sie, welche Frisurenteile durch Föhnverfahren und Ondulation erzeugt werden können.

**4** Beschreiben Sie kurz den Aufbau des Haares.

**5** Lesen Sie die Informationen sorgfältig durch und füllen Sie die Lücken sinnvoll aus.

**Bindungen zwischen den Peptidspiralen des Haares:**

Längsbindung:

________________________________ (schwach)

Querbindungen:

________________________________ (mittel)

________________________________ (fest)

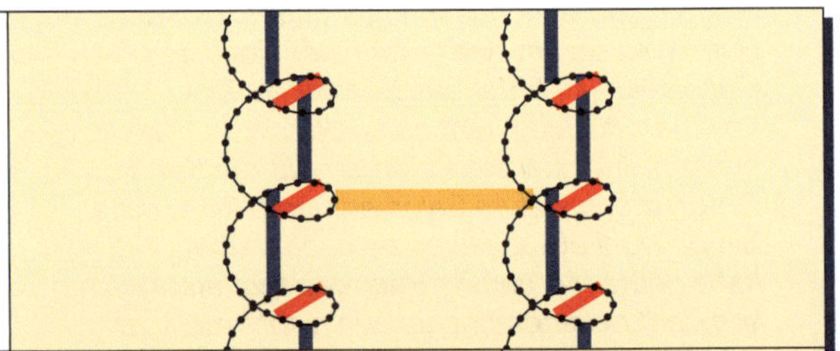

**Öffnen der Wasserstoffbrücken:**
Durch die Haarwäsche lagern sich im Haarinneren Wassermoleküle (________) an die Sauerstoff- und Wasserstoffatome der Peptidspiralen. Dadurch lösen sich die Wasserstoffbrücken voneinander.

Die ____________________ bleiben geschlossen.

Die ____________________ werden gelockert.

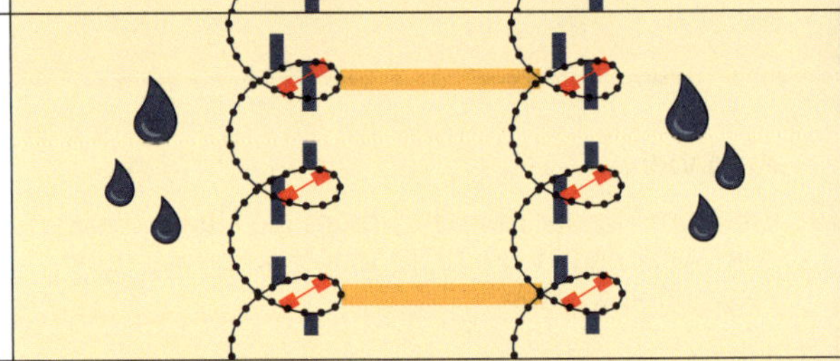

**Festigung:**

Ein Film des Festigers legt sich um das Haar und fixiert so zusätzlich die Form der Umformung.

**Umformung:**

Durch die Hitze der Trockenhaube wird das Haarkeratin erweicht und das Haar wird formbar. Es nimmt die Form des Volumenwicklers an.

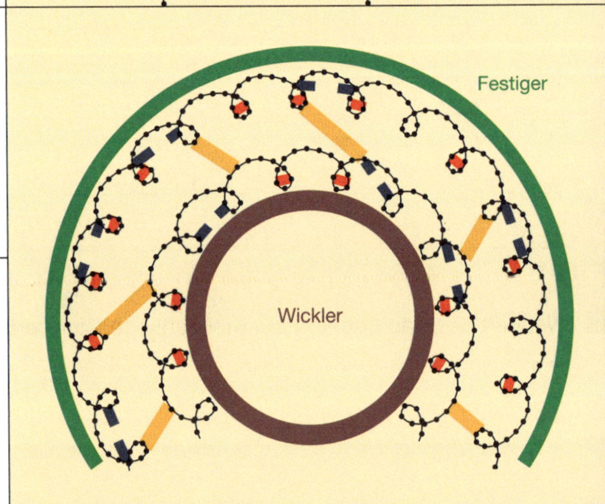


**Schließen der Wasserstoffbrücken:**

Das angelagerte Wasser wird durch die Volumenwicklung mit der Trockenhaube getrocknet (verdampft), die gelösten

____________________ werden geschlossen.

**Fertig getrocknete Frisur:**

Die Wasserstoffbrücken sind wieder geschlossen! Nach dem Auskühlen festigt sich das Haar jetzt in der neuen Form.

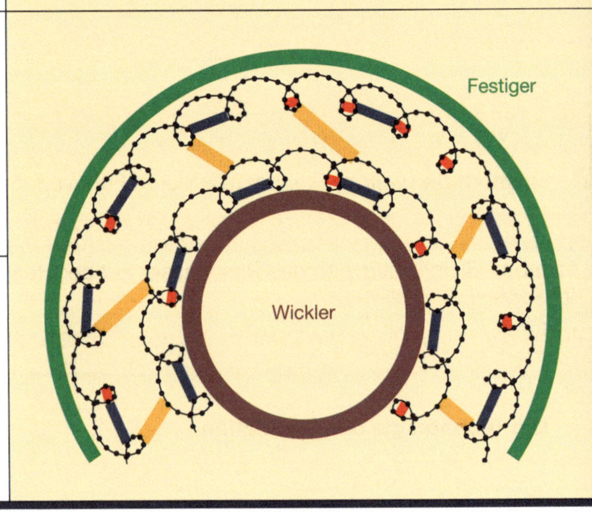


**6** Erklären Sie Frau Engelbrecht die Technologie der bedingt dauerhaften Haarumformung in kundengerechter Weise.

______________________________________________________________

______________________________________________________________

______________________________________________________________

______________________________________________________________

| Name: | | |
|---|---|---|
| Klasse: | Datum: | Blatt-Nr.: |



**Situation:**

*Frau Heise hat schulterlange, glatte Haare, die sie, um etwas mehr Bewegung ins Haar zu bekommen, mit dem Lockenstab umformt. „Warum können durch den Lockenstab überhaupt Locken geformt werden, wenn das Haar vorher doch gar nicht durchfeuchtet wurde?", fragt die Kundin.*

**Aufgaben:**

1 Verdeutlichen Sie Frau Heise die Technologie der Ondulation, nachdem Sie den folgenden Informationskasten sorgfältig gelesen haben.

An der Haaroberfläche (Cuticula) haftet normalerweise immer ein dünner Film von Wassermolekülen ($H_2O$), auch wenn die Haare völlig trocken zu sein scheinen.

Dieses Restwasser ermöglicht eine bedingt dauerhafte Umformung von trockenem Haar.

Das überschüssige **Wasser** auf der Cuticula bewirkt, dass einige der Wasserstoffbrücken im Haarinneren gelöst sind. Nicht alle **Wasserstoffbrücken sind geschlossen**, weil sich Wassermoleküle dazwischen gelagert haben (Bild 1).

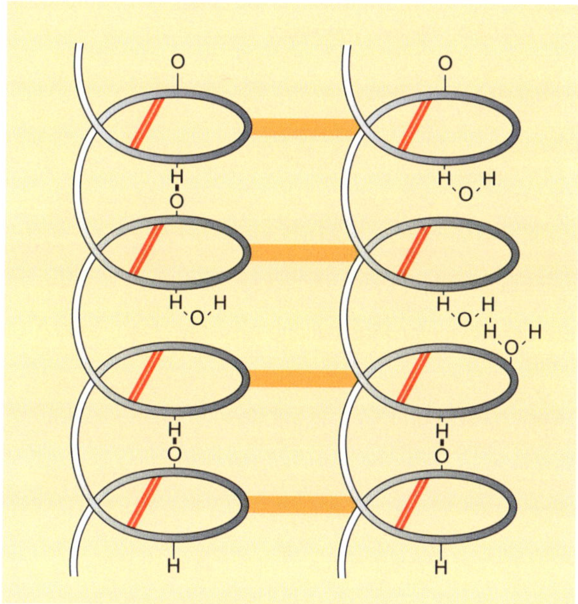

*Bild 1: Zum Teil geöffnete Wasserstoffbrücken*

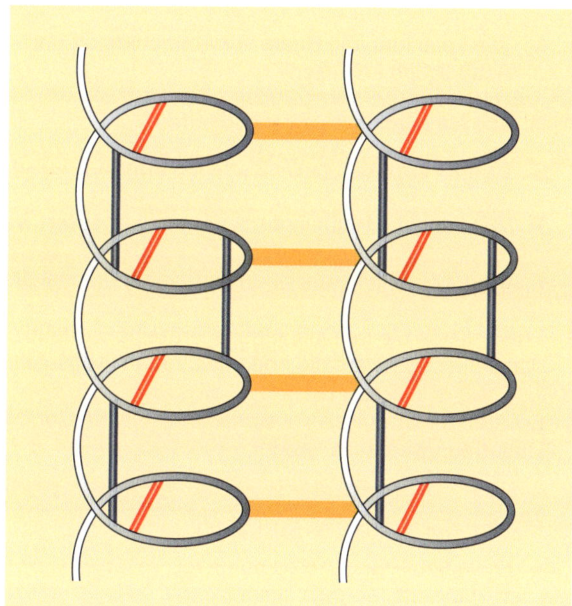

*Bild 2: Geschlossene Wasserstoffbrücken*

Durch die **Wärme** des Lockenstabes bzw. des Glätteisens wird das Keratin des Haares erweicht und das Haar formbar. Gleichzeitig wird das Restwasser auf der Haaroberfläche getrocknet und die **Wasserstoffbrücken können sich schließen**.

Kühlt die Frisur ab, ist die Umformung gefestigt (Bild 2).

**Die Technologie der Ondulation**

**2** Bestimmen Sie eine Schülerin, die an der Tafel ein Brainstorming zum Thema „Ondulation“ leitet. Folgende Fragestellung sollte dafür an der Tafel fixiert werden: **Welche Ondulationsgeräte und -techniken verwenden wir im Friseursalon?**

**3** Erarbeiten Sie gemeinsam im Klassenplenum diese Fragestellung mithilfe des Brainstormings.

**4** Recherchieren Sie anschließend, welche Ondulationsgeräte im Fachpraxisraum zur Verfügung stehen, und teilen Sie die Klasse nach deren Anzahl in gleich große Arbeitsgruppen auf.

**5** Lernen Sie Ihr Ondulationsgerät besser kennen und verinnerlichen Sie grundsätzliche Arbeitsweisen. Gehen Sie dabei besonders auf die folgenden Fragestellungen ein:

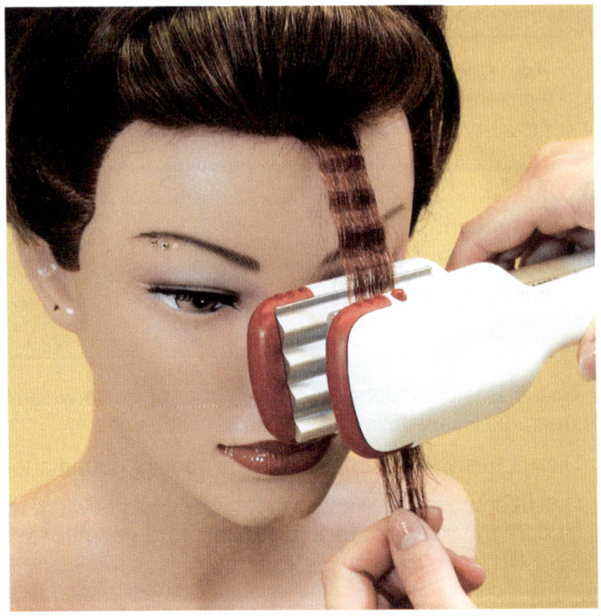

*Bild 1:* *Arbeiten mit dem Kreppeisen*

- Was muss besonders beachtet werden?
- Wie kann man die Haare vor Austrocknung und Schädigung schützen?
- Wie kann Volumen erzeugt werden?
- Welche Frisurenwünsche können erfüllt werden?
- Wie kann die Haltbarkeit der Frisur verbessert werden? Durch welche Präparate?

**6** Erstellen Sie mithilfe der oben genannten Fragestellungen ein Informationsblatt für Ihre Mitschülerinnen.

**7** Präsentieren Sie Ihr Ondulationsgerät und verdeutlichen Sie der Klasse grundsätzliche Arbeitsweisen. Gehen Sie dabei besonders auf die oben genannten Fragestellungen ein!

**8** Erklären Sie Frau Heise, welchen Einfluss Wasser (Nebel, Regen usw.) und Wärme auf den kurzfristig haltbaren Umformungsprozess haben.

**9** Erläutern Sie der Kundin, warum Festiger und Haarspray die Haltbarkeit der kurzfristig haltbaren Umformung verlängern können.

**Situation:**

*Zum Frisurenfinish tragen Sie etwas Haarspray auf. Frau Weiß fragt: „Warum leidet die Föhnfrisur, wenn sie mit feuchter Luft (Nebel, Dampf) in Berührung kommt?“*

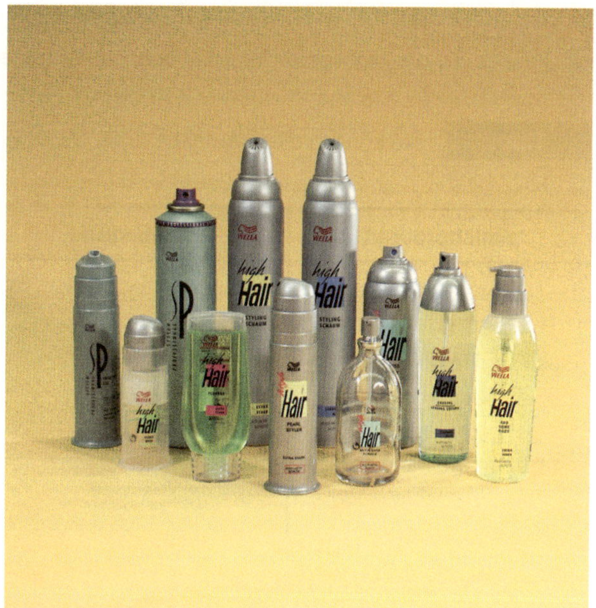


***Bild 1:*** *Finishprodukte*

**Aufgaben:**

**1** Geben Sie der Kundin eine angemessene Erklärung!

______________________________

______________________________

______________________________

______________________________

______________________________

______________________________

______________________________

**2** Welche Aufgaben haben Finishprodukte bei der Gestaltung der Frisur?

______________________________

______________________________

______________________________

______________________________

**3** Beschreiben Sie die Unterschiede zwischen einem Kompaktgel, einem Cremegel und einem Flüssiggel.

______________________________

______________________________

______________________________

______________________________

**4** Erläutern Sie Frau Weiß die Wirkungsweisen eines Haarsprays im Unterschied zu einem Haarlack.

______________________________

______________________________

______________________________

______________________________

**5** Beschreiben Sie der Kundin die Vorteile eines Schaumfestigers.

______________________________

______________________________

______________________________

| Name: | | |
|---|---|---|
| Klasse: | Datum: | Blatt-Nr.: |

6 Lesen Sie die Informationen zu den Finishprodukten in Ihrem Fachbuch sorgfältig durch.

7 Fassen Sie die wichtigsten Informationen in der folgenden Tabelle zusammen.

**Tipp:** Sie können diese Aufgabe auch als arbeitsteilige Gruppenarbeiten erledigen.

| Finishprodukt | Inhaltsstoffe | Wirkung | Anwendung |
|---|---|---|---|
| Flüssiger Haarfestiger | | | |
| Schaumfestiger | | | |
| Haargel | | | |
| Haarwachs | | | |
| Pomade | | | |
| Frisiercreme | | | |
| Haarspray | | | |
| Haarlack | | | |

**Situation:**

*Frau Meier hat einen Termin zum Waschen – Legen. Sie plant für den Abend einen Besuch im Theater, daher möchte sie heute eine ganz besondere Frisur. Um Ihnen zu erläutern, wie sie sich ihre Frisur vorstellt, hat Frau Meier eine Frisurenvorlage mitgebracht (Bild 1).*

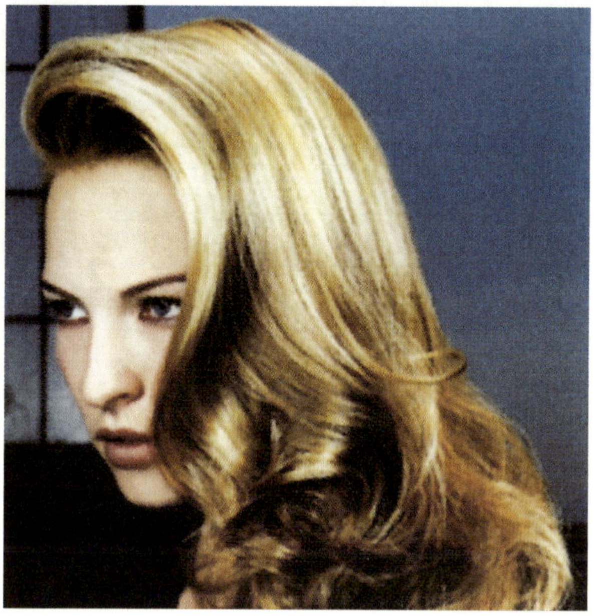

*Bild 1:* *Kurzfristig haltbare Umformung*

**Aufgaben:**

1 Planen Sie die Frisur von Frau Meier und überlegen Sie, welche Einlegetechniken und Finishprodukte Sie anwenden werden. Füllen Sie dazu die Tabelle aus.

| | Wirkung | Anwendung |
|---|---|---|
| **Einlegetechnik** | | |
| | | |
| **Finishprodukt** | | |
| | | |
| | | |

**2** Beschreiben Sie einen Kundenwunsch, bei dem Sie zu einer handgelegten Wasserwelle raten.

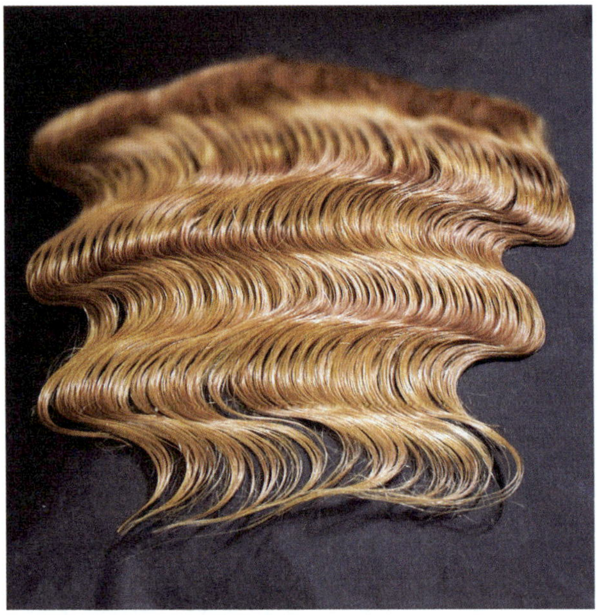

*Bild 1: Handgelegte Wasserwelle am Haarteil*

**3** Nennen Sie die Arbeitsschritte bei der Durchführung einer handgelegten Wasserwelle.

**4** Erläutern Sie, bei welchen Frisurenwünschen Sie eine handgelegte Wasserwelle nicht durchführen würden.

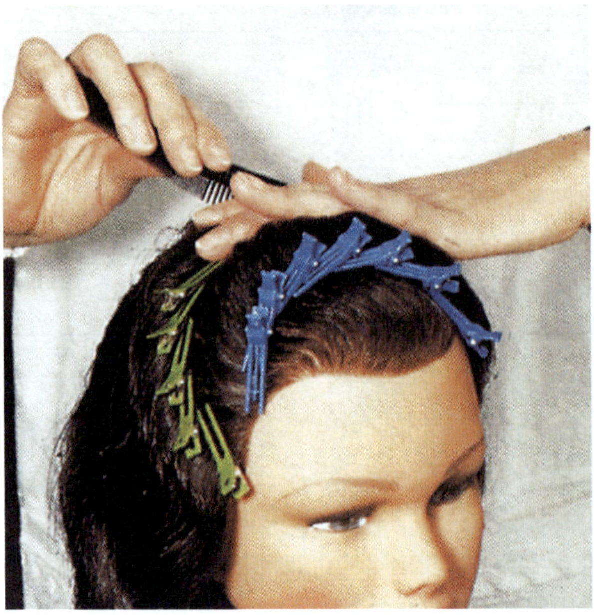

*Bild 2: Handgelegte Wasserwelle am Übungskopf*

**5** Beschreiben Sie die Durchführung von liegenden und stehenden Papilloten (Bild 1 und Bild 2).

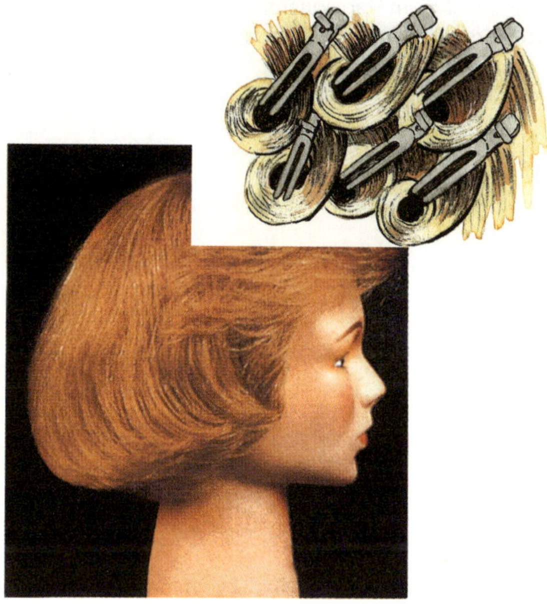

*Bild 1:* *Liegende Papilloten*

**6** Welche Wirkungen erzielen Sie mit liegenden Papilloten?

**7** Erläutern Sie, welche Frisurenwünsche sich mit stehenden Papilloten realisieren lassen.

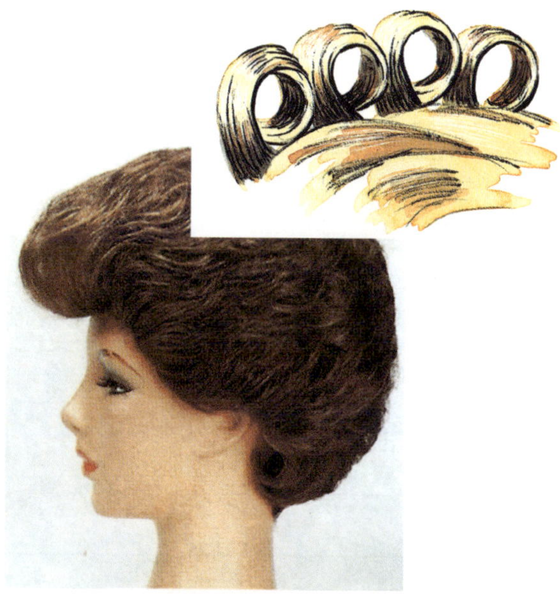

*Bild 2:* *Stehende Papilloten*

| Name: | | |
|---|---|---|
| Klasse: | Datum: | Blatt-Nr.: |



**8** Worauf ist beim Papillotieren mit Volumen- und Steilformwicklern zu achten (Bild 1)?

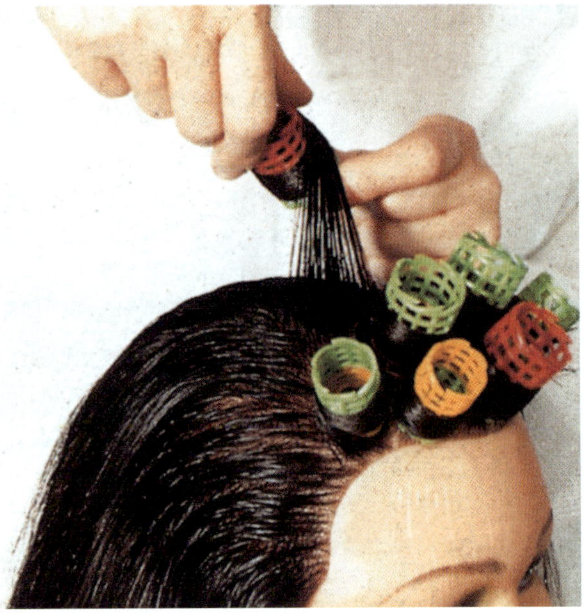

*Bild 1:* *Papillotiertechnik mit Steilformwicklern*

**9** Für das Legen einer handgelegten Wasserwelle ebenso wie für das Papillotieren ist es wichtig, dass die Haare gut angefeuchtet sind. Warum? Begründen Sie Ihre Antwort.

**10** Nennen Sie die gängigsten Hilfsmittel und Werkzeuge zum Erstellen einer Wellenfrisur.

**11** Nennen Sie die Bestandteile einer Welle (Bild 2).

A = 

B = 

C = 

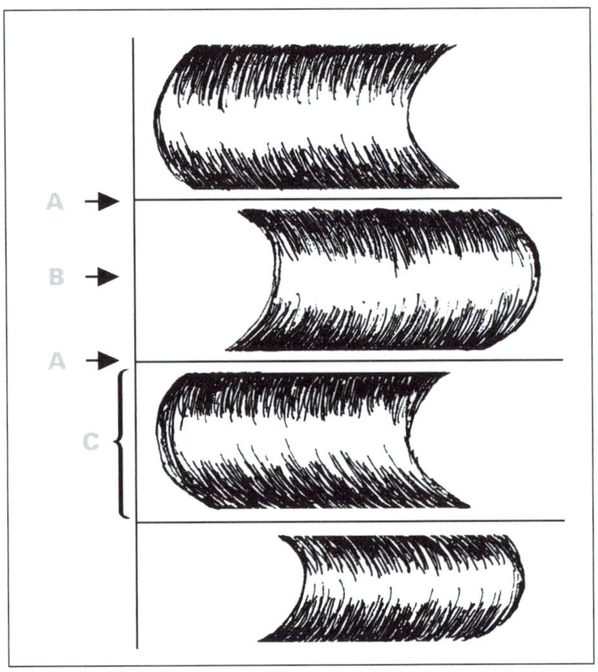


*Bild 2:* *Bestandteile einer Welle*

## Situation:

*Beim Modellabend übt Anja mit ihrer Meisterin das Einlegen von Volumenwicklern am Medium. Ihre Meisterin unterweist sie und sagt: „Bei der Gestaltung von Frisuren mit Volumenwicklern, Papilloten oder beim Föhnen der Haare sollten die Haarpartien in einem bestimmten Winkel zur Kopfhaut gehalten werden, um das jeweilige Ergebnis zu erzielen.“*

**Aufgaben:**

1. Benennen Sie die Winkelarten in Bild 1.
2. Zeichnen Sie die Haltelinien im rechten Winkel zur Kopfhaut in das Bild 2.

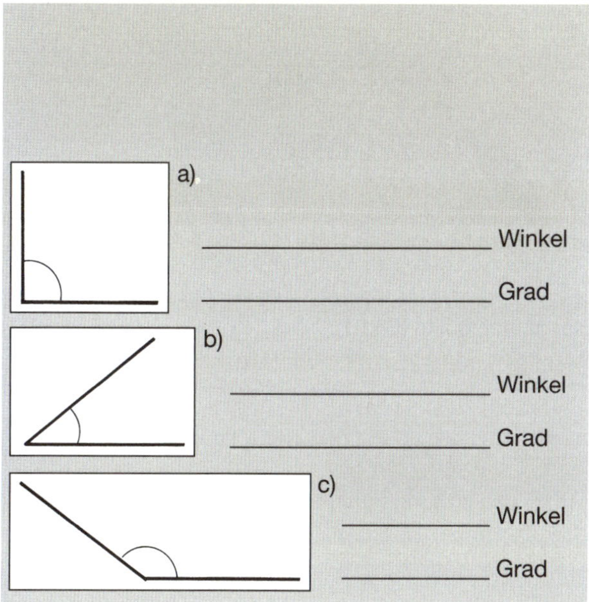


***Bild 1:*** *Winkelarten*

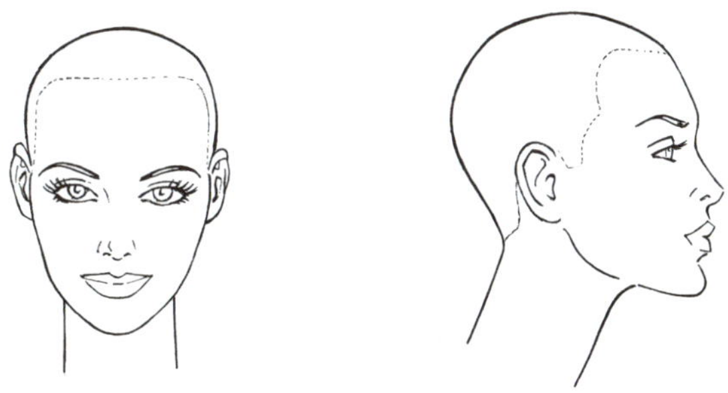

***Bild 2:*** *Haltelinien der Haarpartien im rechten Winkel*

3. Vervollständigen Sie die Lücken.

| Ansetzen der Volumenwickler bzw. Bürste beim Föhnen | | |
|---|---|---|
| 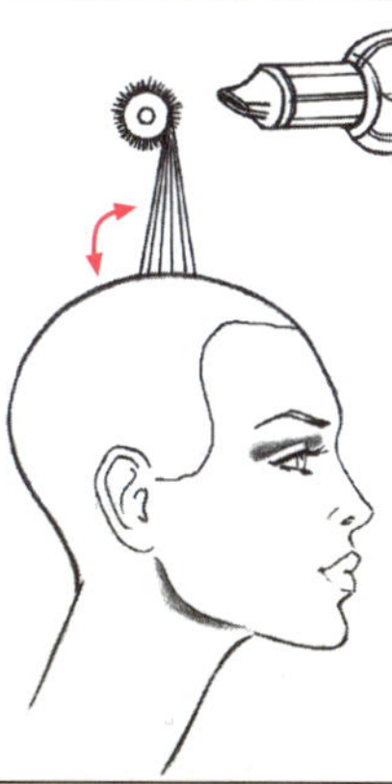 | 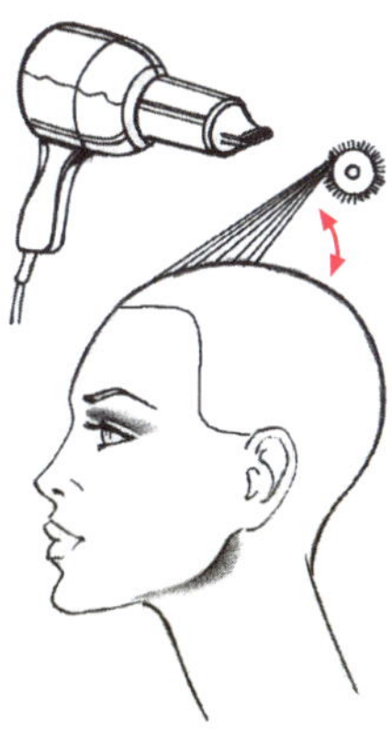 | 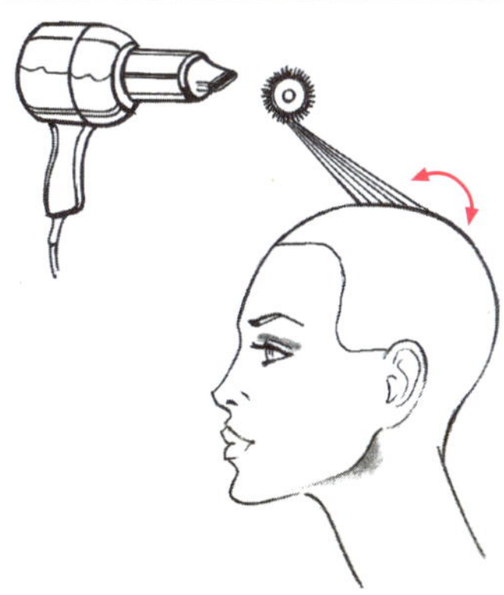 |
| ***Bild 3*** | ***Bild 4*** | ***Bild 5*** |
| Werden Volumenwickler, Papilloten usw. im ________ Winkel zur Kopfhaut angesetzt, so ergeben sich ________ volumige Frisurenteile. | Flach ________ Frisurenteile ergeben sich hingegen, wenn im ________ Winkel zur Kopfhaut gearbeitet wird. | Im stumpfen ________ zur Kopfhaut lassen sich Frisuren erzielen, in denen füllige ________ Frisurenteile vorherrschen. |

**4** Erläutern Sie, wie der Durchmesser des Volumenwicklers die Sprungkraft der Locken und Wellen bestimmt.

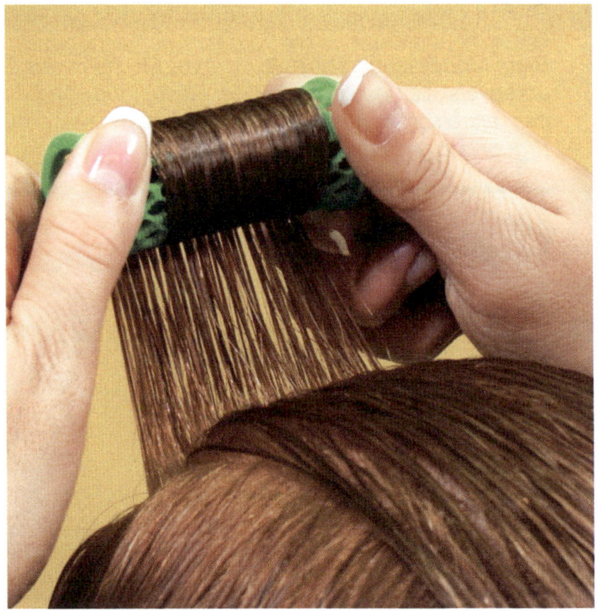

*Bild 1:* *Setzen der Volumenwickler*

**5** Geben Sie an, worauf Anja beim Setzen der Volumenwickler achten sollte (Bild 1).

**6** Bevor Anja die Haare nach dem Einlegen ausbürstet, sollte sie sich davon überzeugen, dass die Haare vollkommen trocken sind. Warum?

**7** Nennen Sie die Faktoren, die die Lockerung und Entspannung der Haare durch das Ausbürsten beeinflussen.

**8** Das Toupieren ist eine spezielle Technik, die gezielt Volumen und Stand in die vorgeformte Frisur bringt. Welche Kenntnisse sind zum Toupieren und Ausfrisieren wichtig?

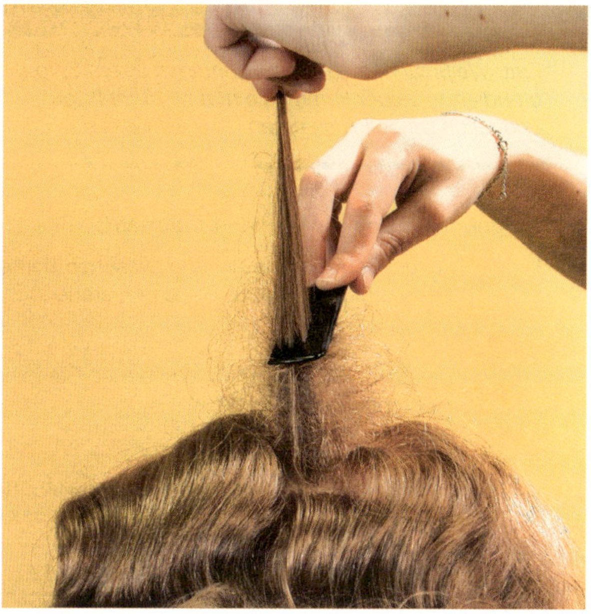

*Bild 1: Toupieren*

**9** Beschreiben Sie den Arbeitsablauf des Toupierens.

**10** Was sollte Anja beim Toupieren beachten, wenn sie flach anliegende Frisurenteile erzielen möchte?

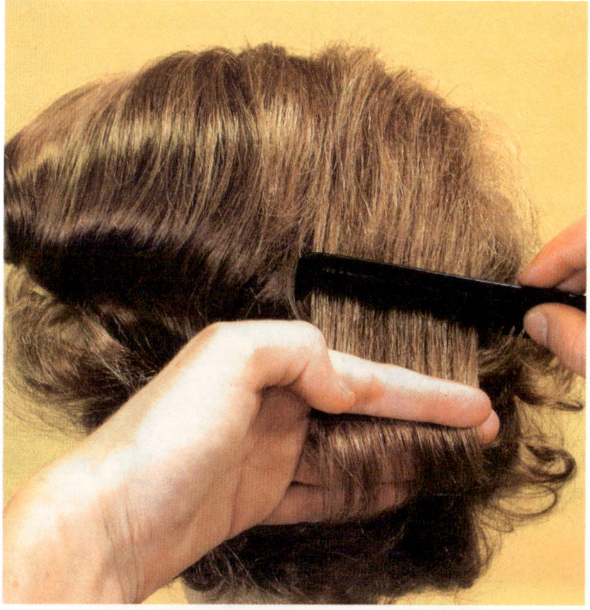

*Bild 2: Anliegende Frisurenteile toupieren*

## Situation:

*Frau Weißmann, eine Stammkundin in Ihrem Salon, lässt sich bereits seit 15 Jahren regelmäßig die Haare blondieren. Leider kommt sie nun nicht mehr gut mit ihren Haaren zurecht, sie lassen sich schlecht frisieren und fallen schnell zusammen. „Woran kann das nur liegen?", fragt Frau Weißmann.*

**Aufgaben für das „Lernen an Stationen":**

**1** Um der Kundin den Zusammenhang zwischen den physikalischen Eigenschaften ihres Haares und der Haarpflege zu erläutern, führen Sie unten stehende Versuche in Form eines „Lernens an Stationen" durch.

**2** Es gibt insgesamt vier Stationen, von denen Sie mindestens die beiden Pflicht-Stationen und eine weitere, dritte Wahl-Station absolvieren sollten.

**3** Zunächst wird die Klasse in vier möglichst gleich große Gruppen aufgeteilt, dabei sollten nie mehr als fünf Schülerinnen in einer Gruppe sein (ansonsten muss die Gruppe erneut geteilt werden)!

**4** Beginnen Sie das Lernen an Stationen bei der Ihnen zugeteilten Station und wechseln Sie nach Ablauf der vergebenen Zeit zur nächsten Station.

Gruppe 1 beginnt bei Station 1: **Die elastische und bleibende Dehnung von Haaren**

Gruppe 2 beginnt bei Station 2: **Der Feinbau des Haares**

Gruppe 3 beginnt bei Station 3: **Die Elastizität (Dehnbarkeit) von Haaren**

Gruppe 4 beginnt bei Station 4: **Die Reißfestigkeit von Haaren**

**5** Stören Sie Ihre Mitschülerinnen nicht beim Bearbeiten der anderen Stationen.

**6** Damit die Versuche reibungslos ablaufen können, ist es sehr wichtig, dass Sie sich genau an die beschriebenen Versuchsabläufe und -anordnungen halten!

**7** Finden Sie sich an Ihrer Station zusammen und arbeiten Sie die folgenden Arbeitsanweisungen in der vorgegebenen Zeit sorgfältig durch.

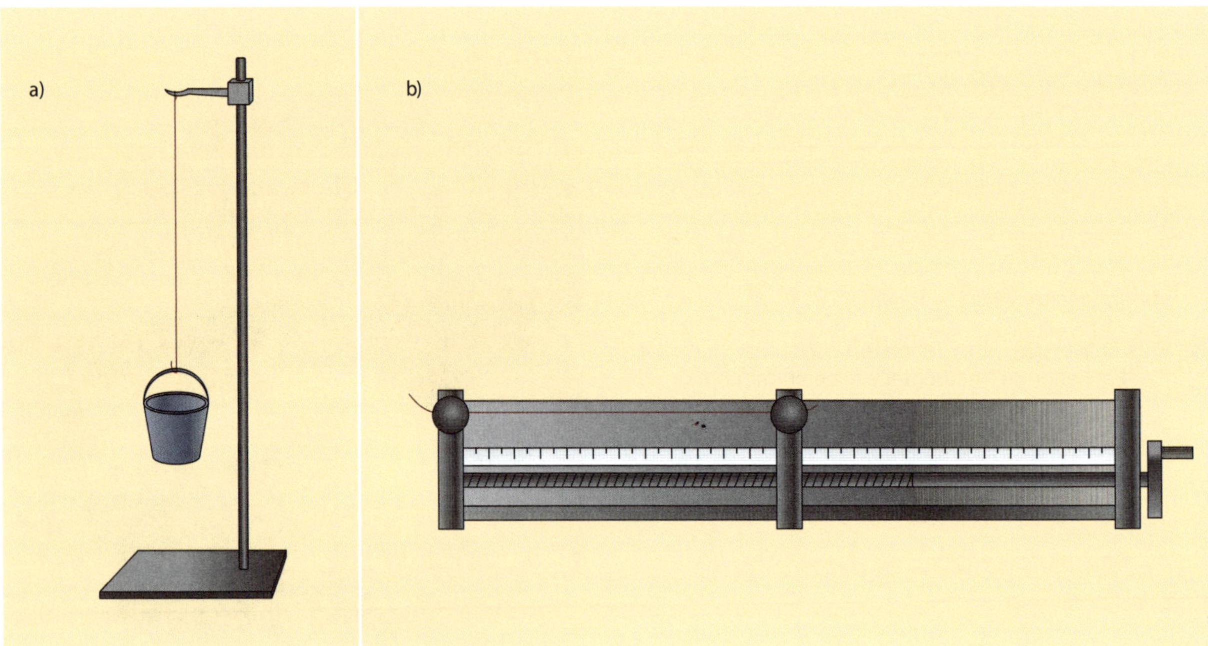


*Bild 1: a) Die Reißfestigkeit und b) die Dehnbarkeit des Haares*

## Pflicht-Station 1:
*Die elastische und bleibende Dehnung von Haaren*

- **An dieser Station ermitteln Sie die elastische und bleibende Dehnung von Haaren.**
- **Führen Sie die Versuche in Ihrem Team gemeinschaftlich und mit großer Sorgfalt durch!**
- **Für diese Station haben Sie 15 Minuten Zeit.**

### Materialien und Gegenstände:

Haarprüfgerät; drei trockene Haarsträhnen unterschiedlicher Qualität: eine Strähne unbehandeltes Haar, eine Strähne dauergewelltes Haar, eine Strähne blondiertes Haar; eine Messuhr; Schreibmaterial

### Versuchsanweisungen:

1 Vor Ihnen liegen drei (trockene) Haarsträhnen verschiedener Qualität:

a) unbehandeltes Haar

b) dauergewelltes Haar

c) blondiertes Haar

2 Stellen Sie das Haarprüfgerät auf 10 cm ein und klemmen Sie dann ein Haar der Qualität a) (unbehandeltes Haar) so in das Haarprüfgerät, dass es gestreckt, aber noch nicht gespannt ist. Ziehen Sie die Schrauben nicht fester an als notwendig!

3 Nun drehen Sie an der Kurbel, sodass das Haar um 1 cm gedehnt wird, also bis auf 11 cm!

4 Jetzt drehen Sie die Kurbel langsam zurück, um dadurch das Haar zu entspannen, bis es leicht durchhängt.

5 Beobachten Sie nun das Verhalten des Haares – die so genannte **„elastische Dehnung“**!

6 Nach einer Weile drehen Sie noch weiter **zurück**, bis das Haar sichtbar durchhängt.

7 Nach zwei Minuten wird das Haar vorsichtig nachgespannt, bis das Haar gerade nicht mehr durchhängt.

8 Das Gerät wird abgelesen, der Unterschied zur ursprünglichen Länge (10 cm) ist die **„bleibende Dehnung“**. Der gemessene **Dehnungsrückstand** wird (in Prozent) in der Tabelle (unten) notiert.

**Tipp:** Bei einer Ausgangslänge von 10 cm, d. h. bei dem roten Pfeil, entspricht jeder **mm** der Dehnung **einem Prozent** der ursprünglichen Länge!

9 Danach führen Sie die Arbeitsanweisungen 2 bis 8 mit dauergewelltem (b) und blondiertem Haar (c) durch.

10 Notieren Sie Ihre Beobachtungen:

| Haarsträhne | Elastische Dehnung (in %) | Bleibende Dehnung (in %) |
|---|---|---|
| a) unbehandeltes Haar | | |
| b) dauergewelltes Haar | | |
| c) blondiertes Haar | | |

Lernfeld 6

# Wahl-Station 2:
*Der Feinbau des Haares*

- **An dieser Station analysieren Sie den Feinbau des Haares.**
- **Führen Sie die Versuche in Ihrem Team gemeinschaftlich und mit großer Sorgfalt durch!**
- **Für diese Station haben Sie 15 Minuten Zeit.**

**Materialien und Gegenstände:**

Informationstext (unten); fünf mitteldicke Wollfäden; je einen gelben, einen blauen und einen roten Filzschreiber; Schreibmaterial

**Arbeitsanweisungen:**

1. Lesen Sie den Informationstext unten gründlich durch.
2. Bearbeiten Sie dann zunächst in **Einzelarbeit** die Aufgaben 1 bis 5 auf der nächsten Seite.
3. Wenn alle Gruppenmitglieder die Aufgaben 1 bis 5 allein gelöst haben, bearbeiten Sie **gemeinsam** mit Ihrer Kleingruppe Aufgabe 6!
4. Jetzt können Sie alle Antworten miteinander vergleichen und – wenn nötig – korrigieren.
5. Wenn Sie Ihre Aufgaben korrigiert haben, lesen Sie den Informationstext noch einmal durch – ganz wichtig!

**Information:**

**Der Feinbau des Haares**

Zur Erklärung verschiedener Eigenschaften wie Dehnbarkeit (Elastizität) oder Reißfestigkeit des Haares ist es notwendig, die „chemischen Bausteine" des Haares zu kennen. Die Faserschicht des Haares besteht aus Keratinfasern (Spindelzellen), die in Längsrichtung des Haares verlaufen. Das Keratin (Eiweiß) des Haares besteht hauptsächlich aus folgenden Grundstoffen:

C = Kohlenstoff

O = Sauerstoff

N = Stickstoff

H = Wasserstoff

S = Schwefel

Aus diesen Grundstoffen setzen sich die Eiweißmoleküle zusammen, die durch Verhornungsprozesse zu Keratin werden. Die Keratinmoleküle sind schraubenförmig verdreht und werden Peptidspiralen genannt. Diese Peptidspiralen erhalten ihre Festigkeit durch drei verschiedene Brückenbindungen. Diese „Brücken" sind für die Eigenschaften der Haare von Bedeutung:

Doppelschwefelbrücken (Disulfidbrücken) stellen stabile Querverbindungen zwischen den einzelnen Peptidspiralen her. Doppelschwefelbrücken werden nicht durch Wasser gelöst, sie lockern sich aber bei dauerhaften Farb- und Formveränderungen (Färben, Blondieren, Dauerwellen). Die Doppelschwefelbrücken sind mitverantwortlich für die Reißfestigkeit des Haares.

Salzbrücken sind weniger stabil als die Doppelschwefelbrücken. Sie bilden ebenfalls Querverbindungen zwischen den Peptidspiralen und werden von Säuren und Laugen, aber auch vom Wasser gelockert. Beim Trocknen des Haares bilden sich diese Salzbrücken neu.

Wasserstoffbrücken stellen hauptsächlich Längsverbindungen innerhalb der Keratinmoleküle dar. Diese Verbindungen sind wenig stabil und werden durch Wasser gelockert. Sie sind mitverantwortlich für die Dehnbarkeit des Haares.

Durch die beschriebenen Brücken werden etwa drei bis fünf Peptidspiralen miteinander verdrillt (verdreht) und zu Protofibrillen vernetzt. Mehrere Protofibrillen vereinigen sich zu Mikrofibrillen. Eine größere Anzahl solcher Mikrofibrillen bilden dann Makrofibrillen. Die Makrofibrillen sind die Bausteine der Spindelzellen, die auch als Faserstrangbündel der Faserschicht bezeichnet werden. Neben den Spindelzellen ist noch eine Kittsubstanz in der Faserschicht vorhanden, die die Spindelzellen wie eine Klebemasse verfestigt. Die Kittsubstanz der Faserschicht enthält besonders viele Doppelschwefelbrücken, daher ist die Kittsubstanz für die Reißfestigkeit des Haares von großer Bedeutung.

**Aufgaben:**

**1** Nennen Sie die im Haar gebundenen Grundstoffe.

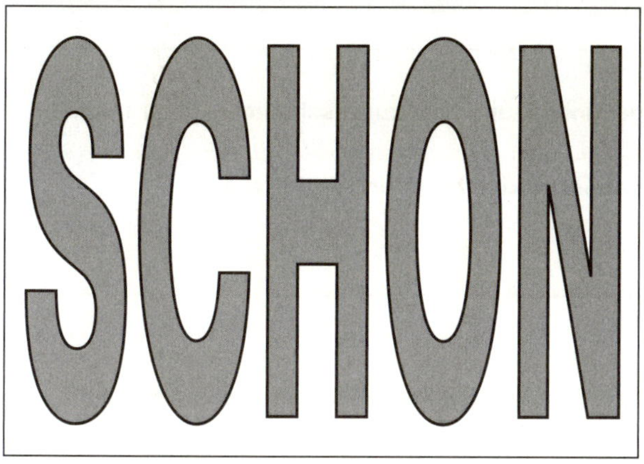


*Bild 1: Gebundene Grundstoffe des Haares*

S = ______________________

C = ______________________

H = ______________________

O = ______________________

N = ______________________

**2** Beschreiben Sie, welche Brückenbindungen des Haares für die Reißfestigkeit und welche für die Dehnbarkeit verantwortlich sind.

______________________

______________________

______________________

______________________

______________________

______________________

**3** Zeichnen Sie diese Brückenbindungen in das Bild 3 ein. Verwenden Sie für die Doppelschwefelbrücken einen gelben Stift, für die Salzbrücken einen roten und für die Wasserstoffbrücken einen blauen Stift.

**4** Wenn Sie sich einen Wollfaden einmal ganz genau anschauen, werden Sie feststellen, dass ein Faden aus mehreren kleinen Fäden verdreht (verdrillt) ist.

**5** Wenn die Wolle das Haarkreatin symbolisieren würde, wie müssten dann der gesamte Faden und die einzelnen dünnen Fäden heißen?

gesamter Wollfaden = ______________________

dünne einzelne Fäden = ______________________

**6** Verdrehen Sie gemeinsam aus fünf Wollfäden eine „Mikrofibrille" und kleben Sie sie hier auf (Bild 2).

*Bild 2: Die Mikrofibrille*

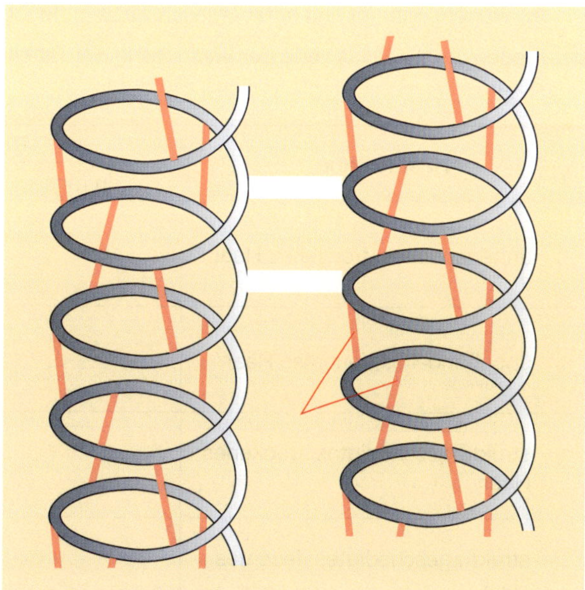

*Bild 3: Peptidspiralen des Haares*

## Wahl-Station 3:

*Die Elastizität (Dehnbarkeit) von Haaren*

- **An dieser Station überprüfen Sie unbehandeltes (gesundes) und strukturgeschädigtes Haar mithilfe eines Haarprüfgerätes auf seine Dehnbarkeit.**
- **Führen Sie die Versuche in Ihrem Team gemeinschaftlich und mit großer Sorgfalt durch!**
- **Für diese Station haben Sie 15 Minuten Zeit.**

**Materialien und Gegenstände:**

Haarprüfgerät; Haarsträhnen unterschiedlicher Qualität: zwei Strähnen unbehandeltes Haar, zwei Strähnen strukturgeschädigtes, poröses Haar; eine Messuhr; Wasser; Schreibmaterial

**Versuchsanweisungen:**

1 Für diesen Versuch liegen vier Haarsträhnen bereit. Feuchten Sie jeweils eine der Strähnen an, sodass Sie folgende Haarsträhnen vor sich liegen haben:

a) unbehandeltes, **trockenes** Haar

b) unbehandeltes, feuchtes Haar

c) strukturgeschädigtes, **trockenes** Haar

d) strukturgeschädigtes, feuchtes Haar

2 Stellen Sie das Haarprüfgerät auf 10 cm ein und klemmen Sie dann ein einzelnes unbehandeltes, trockenes Haar (a) so in das Haarprüfgerät, dass es gestreckt, aber noch nicht gespannt ist. Ziehen Sie die Schrauben nicht fester an als notwendig, aber nicht zu locker, sonst rutscht das Haar heraus!

3 Nun drehen Sie so lange an der Kurbel, bis das Haar **reißt**.

4 Das Gerät wird abgelesen, und das Ergebnis in mm und in Prozent (%) in der Tabelle unten notiert.

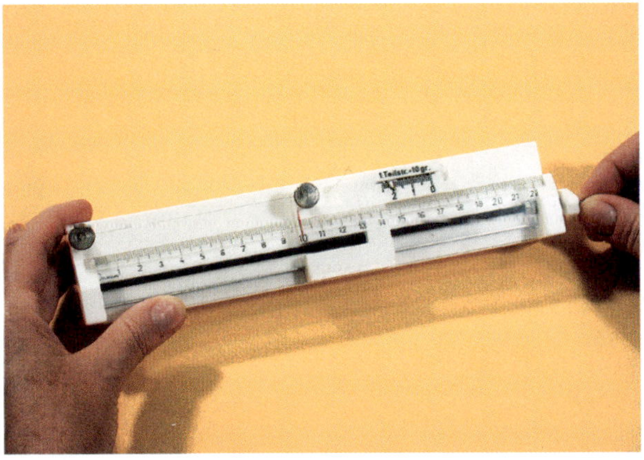

*Bild 1: Haardehnungsgerät*

**Tipp:** Bei einer Ausgangslänge von 10 cm, d. h. bei dem roten Pfeil, entspricht jeder **mm** der Dehnung **einem Prozent** der ursprünglichen Länge!

5 Danach werden die Arbeitsanweisungen 1 bis 4 mit unbehandeltem, feuchtem Haar (b), strukturgeschädigtem, trockenem Haar (c) und strukturgeschädigtem, feuchtem Haar (d) durchgeführt.

6 Tragen Sie die Messwerte der Versuche in die Tabelle ein und erläutern Sie Ihre Ergebnisse auf der nächsten Seite.

| **Haarsträhne** | **Dehnung** | | **Anmerkungen** |
|---|---|---|---|
| | in mm | in % | |
| a) unbehandeltes, trockenes Haar | | | |
| b) unbehandeltes, feuchtes Haar | | | |
| c) strukturgeschädigtes, trockenes Haar | | | |
| d) strukturgeschädigtes, feuchtes Haar | | | |

**Erläuterungen zu den Versuchsergebnissen**

7 Welches Haar ließ sich am stärksten dehnen und warum?

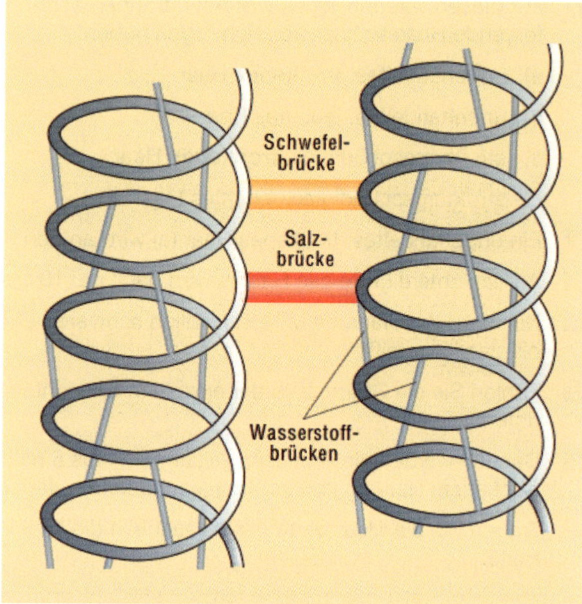


*Bild 1: Peptidspiralen des Haares*

8 Formulieren Sie mithilfe Ihrer Messergebnisse allgemein gültige Merksätze zur Elastizität von Haaren.

| Name: | | |
|---|---|---|
| Klasse: | Datum: | Blatt-Nr.: |



## Pflicht-Station 4:
*Die Reißfestigkeit von Haaren*

- An dieser Station überprüfen Sie unbehandeltes und strukturgeschädigtes Haar auf seine Reißfestigkeit.
- Führen Sie die Versuche in Ihrem Team gemeinschaftlich und mit großer Sorgfalt durch!
- Für diese Station haben Sie **15 Minuten** Zeit.

**Materialien und Gegenstände:**

Haarsträhnen unterschiedlicher Qualität: zwei Strähnen unbehandeltes Haar, zwei Strähnen strukturgeschädigtes, poröses Haar; eine Messuhr; Wasser; Aluminiumbecher mit Bügel; unterschiedliche Gewichte; Messstativ mit Hakenmuffe; Waage; Schreibmaterial

**Versuchsanweisungen:**

1 Für diesen Versuch liegen vier Haarsträhnen bereit. Feuchten Sie jeweils eine der Strähnen an, sodass Sie folgende Haarsträhnen vor sich liegen haben:

a) unbehandeltes, **trockenes** Haar

b) unbehandeltes, <u>feuchtes</u> Haar

c) strukturgeschädigtes, **trockenes** Haar

d) strukturgeschädigtes, <u>feuchtes</u> Haar

2 Ein unbehandeltes, trockenes Haar (a) wird an den Haken (oben am Stativ) festgeknotet.

3 An das untere Ende des Haares wird nach ca. 10 cm Länge der Becher geknotet.

4 Nun wird das Haar mit unterschiedlich schweren Gewichten belastet (Gewichte vorsichtig in den Becher legen), bis das Haar reißt.

5 Zählen Sie die Grammzahl der einzelnen Gewichte zusammen und notieren Sie die Ergebnisse in der Tabelle unten.

6 Danach werden die Arbeitsanweisungen 1 bis 5 mit unbehandeltem, feuchtem Haar (b), strukturgeschädigtem, trockenem Haar (c) und strukturgeschädigtem, feuchtem Haar (d) durchgeführt.

7 Tragen Sie die Messwerte der Versuche in die Tabelle ein und erläutern Sie Ihre Ergebnisse auf der nächsten Seite.

| Haarsträhne | Belastung in Gramm (g) | Anmerkungen |
|---|---|---|
| a) unbehandeltes, trockenes Haar | | |
| b) unbehandeltes, feuchtes Haar | | |
| c) strukturgeschädigtes, trockenes Haar | | |
| d) strukturgeschädigtes, feuchtes Haar | | |

**Erläuterungen zu den Versuchsergebnissen**

8 Was versteht man unter „Reißfestigkeit“? Definieren Sie!

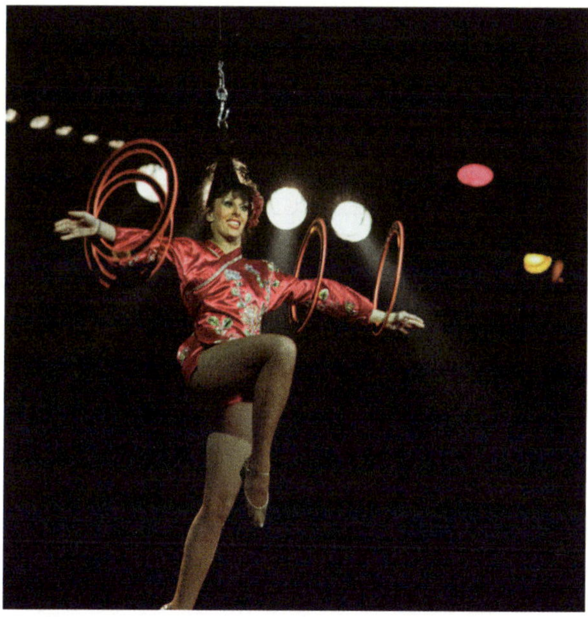

Quelle: Klara Winter „Artistin Edith Chy“

***Bild 1:*** *Reißfestigkeit des Haares*

9 Formulieren Sie mithilfe Ihrer Messergebnisse allgemein gültige Merksätze zur Reißfestigkeit von Haaren.

Name:

| Klasse: | Datum: | Blatt-Nr.: |
| --- | --- | --- |



**Aufgaben:**

**1** Formulieren Sie mithilfe der gewonnenen Messergebnisse, welche Auswirkungen die erarbeiteten Erkenntnisse für Ihre Arbeit im Salon haben.

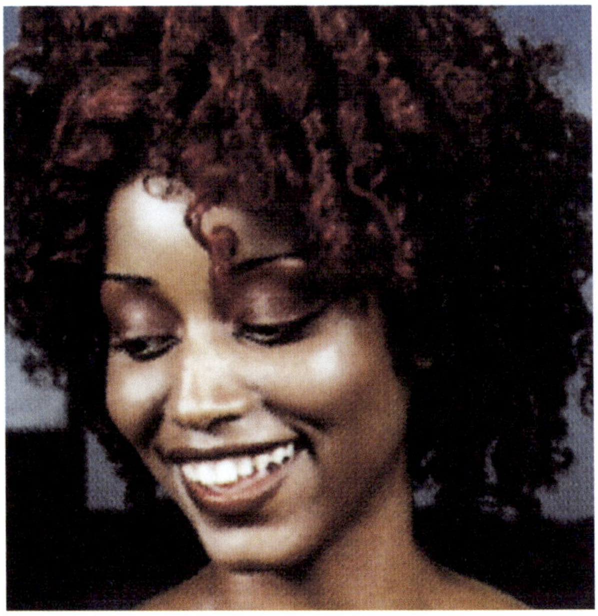

*Bild 1: Haareigenschaften*

**2** Erläutern Sie, bei welchen Haarbehandlungen das Haar besonders gedehnt wird und welche Haarstruktur dabei leicht überdehnt werden kann. Begründen Sie Ihre Erklärungen!

**3** Begründen Sie, warum sich nasses Haar stärker dehnen lässt als trockenes Haar.

**4** Warum ist das Haar überhaupt in der Lage ist, sich zu dehnen?

**5** Warum reißt strukturgeschädigtes Haar schneller als unbehandeltes Haar? Erläutern Sie Ihre Antwort mithilfe des chemischen Feinbaus der Peptidspiralen im Haar.

**6** Vervollständigen Sie die folgenden Merksätze.

Strukturgeschädigtes Haar dehnt sich ______________ als unbehandeltes Haar und reißt ______________.

Je stärker das Haar ______________ wird, desto mehr ist seine Struktur ______________ und um so ______________ ist die bleibende Dehnung.

Nasses Haar reißt ______________ als trockenes Haar.

**Lernfeld 7:**
**Haare dauerhaft umformen**
**1 Das Prinzip der Dauerwelle**

| Name: | | |
|---|---|---|
| Klasse: | Datum: | Blatt-Nr.: |

## Situation:

*Anja verfolgt aufmerksam die Durchführung der Dauerwelle. „Wie wird die dauerhafte Umformung erzielt?“, fragt Anja.*

**Aufgaben:**

1. Diskutieren Sie Anjas Frage im Klassenplenum.
2. Hier ist einiges durcheinander geraten: Schauen Sie sich die Abbildungen genau an und ordnen Sie sie in die richtige Reihenfolge, in dem Sie die Ziffern 1 bis 5 in der rechten Spalte notieren.
3. Lesen Sie die Erläuterungen in der linken Spalte der Tabelle sorgfältig durch.
4. Verbinden Sie dann die Abbildungen mit den passenden Erläuterungen, indem Sie sie mit Pfeilen einander zuordnen. Schreiben Sie zusätzlich die korrekte Reihenfolge zu den Erläuterungen!

| Erläuterung | Abbildung | Reihenfolge |
|---|---|---|
| Die Fixierung (Oxidationsmittel) wird aufgetragen, und die Krümmung (Wellung) wird durch neue Doppelschwefelbrücken gefestigt. Jedoch müssen sich die S-Atome mit anderen S-Atomen binden als denjenigen vor der Krümmung, weil sie durch die Krümmung auf dem Wickler nun nicht mehr nebeneinander liegen. ( ) | 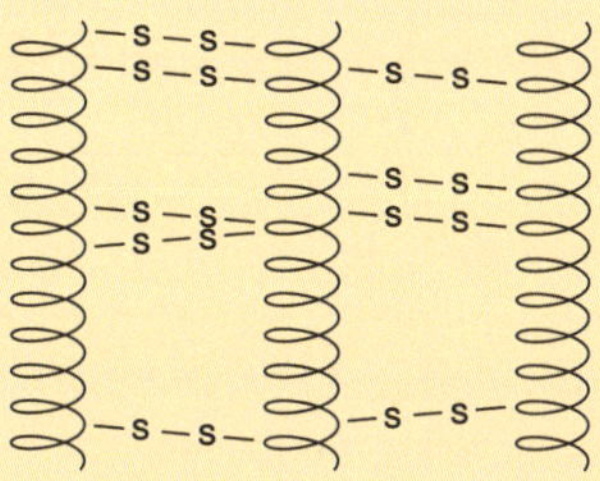 | |
| Die Haare sind gewaschen und gekämmt, die Doppelschwefelbrücken (S-S-Brücken) zwischen den Peptidspiralen, die gerade nebeneinander liegen, sind geschlossen. ( ) | 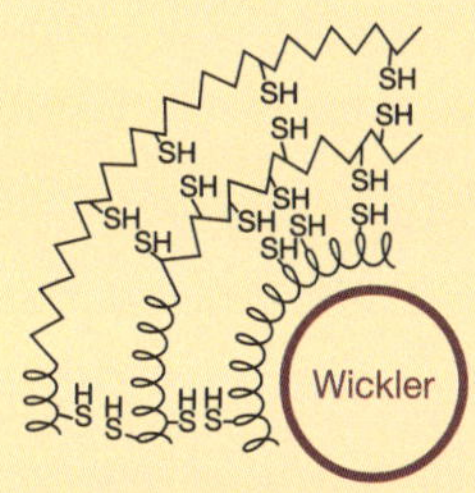  | |
| Die Wellflüssigkeit (Reduktionsmittel) wird aufgetragen, dadurch lagern sich Wasserstoffatome (H-Atome) zwischen die Doppelschwefelbrücken. Diese lösen sich voneinander und binden jeweils ein H-Atom an sich. ( ) | 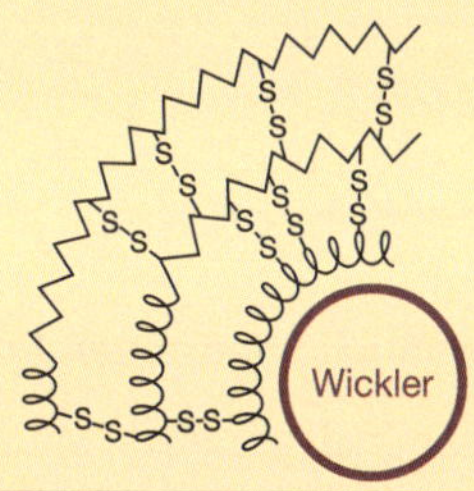  | |
| Nach dem Lösen der Doppelschwefelbrücken sind die S-Atome voneinander getrennt. Nun ziehen sich die (äußeren) gedehnten Peptidspiralen wieder zusammen, bleiben dabei jedoch gekrümmt. ( ) | 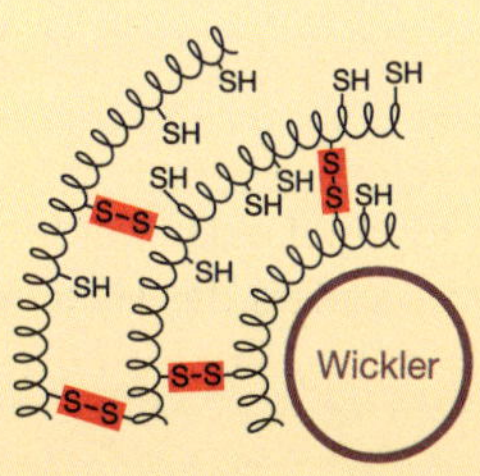  | |
| Die Haare werden auf den Wickler gewickelt, dabei werden die Peptidspiralen gekrümmt (gewellt). Durch die Zugspannung werden die außen liegenden Peptidspiralen auseinandergezogen, und die Doppelschwefelbrücken werden gedehnt. ( ) | 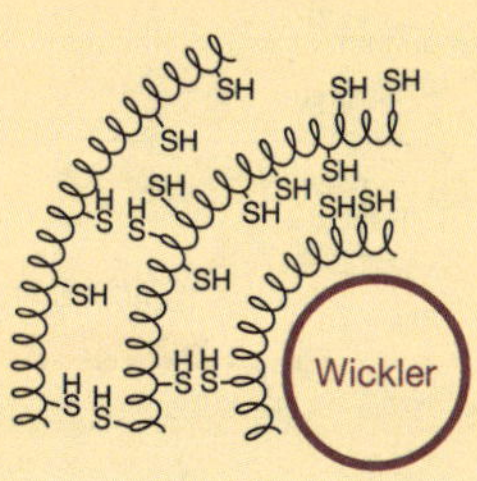  | |

| Name: | | |
|---|---|---|
| Klasse: | Datum: | Blatt-Nr.: |



**Situation:**

*In einer Zeitung liest Anja, dass ein Gericht eine Gesellin zu Schmerzensgeldzahlungen in Höhe von 250 Euro verpflichtet hat, weil sie einer Kundin die Dauerwelle verpfuscht hat. Sie liest: „Statt mit glänzenden Locken verließ die Kundin das Friseurgeschäft mit einem völlig verunstalteten Schopf: Ein Teil ihrer Haare war abgebrochen. Die übrigen wiesen starke Strukturschäden auf, waren porös und hatten Bruchstellen."[1]*
*„Welche chemischen Abläufe sind eigentlich bei der Dauerwellbehandlung im Haar beteiligt?", überlegt Anja.*

**Aufgaben:**

**1** Füllen Sie die Lücken des Lückentextes mit den auf der nächsten Seite stehenden Begriffen sinnvoll aus.

**a) Reduktionsvorgang der dauerhaften Umformung**

Bereits beim Waschen der Haare werden die ______________________________ gelöst, das Haar __________. Eine dauerhafte Wellung des Haares gelingt, wenn im Haar, welches auf einen ____________ gewickelt wurde, die Doppelschwefelbrücken (Disulfidbrücken) gespalten werden. Das bevorzugte alkalische Reduktionsmittel zur Spaltung der Doppelschwefelbrücken heißt Thioglykolsäure oder Ammoniumthioglykolat, saure Wellmittel enthalten Thioglykolsäureester. Beide Reduktionsmittel können __________________ abgeben, welcher sich an die ________________ der Disulfidbrücken anlagert. Dadurch werden etwa 20 % der Doppelschwefelbrücken ______________. Da bei diesem Vorgang Wasserstoffatome ______________ werden, handelt es sich um eine ______________ (vgl. Bild 1). Diese geschieht bereits bei Raumtemperatur, deshalb spricht man auch von einer ______________. Alkalische Kaltwellmittel enthalten neben dem Reduktionsmittel immer eine Base (Lauge), die zum Einstellen des alkalischen ______________ zwischen 8 und 9,5 erforderlich ist. Als Base wird Ammoniak ($NH_3$) heute als ________________ in Dauerwellpräparaten verwendet, sie quellen und erweichen die __________________ des Haares. Der Reduktionsvorgang der Dauerwelle dauert etwa 15–20 Minuten bei Raumtemperatur oder 5 Minuten bei Wärmezugabe (z. B. ________________).

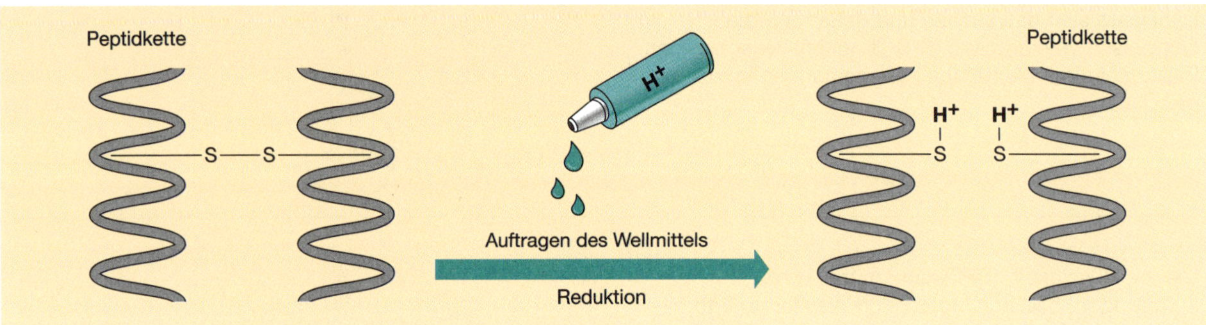


*Bild 1: Reduktionsvorgang der dauerhaften Umformung*

**b) Fixierung des Haarkeratins in der neuen Form (Oxidationsvorgang)**

Nachdem das Reduktionsmittel gründlich herausgespült wurde, muss das Haar in seiner veränderten Form ________________ werden. Nun werden die Doppelschwefelbrücken wieder geschlossen (vgl. Bild 2). Weil dazu Sauerstoff (O) notwendig ist, nennt man diesen Vorgang __________________________. Das Sauerstoffatom (O) verbindet sich mit den ______________________________, die sich vorher an die Disulfidbrücken angelagert hatten, und wird mit dem ______________________ ausgespült. Als ______________________________ dient meist Wasserstoffperoxid ($H_2O_2$). Leider werden bei der Oxidation (Fixierung) nicht alle Doppelschwefelbrücken wieder geschlossen, deshalb verliert das Haar bei jeder Dauerwelle an Festigkeit und ____________________.

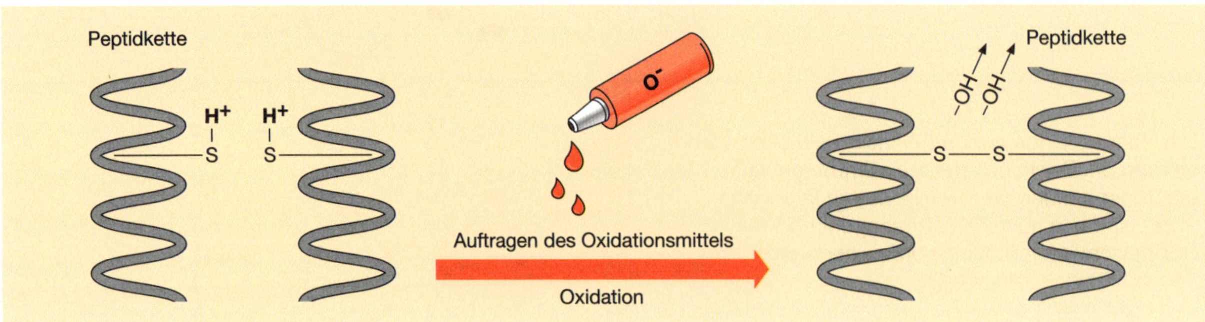


*Bild 2: Oxidationsvorgang der dauerhaften Umformung*

[1] *Neue Osnabrücker Zeitung vom 07.02.2002*

| Name: | | |
|---|---|---|
| Klasse: | Datum: | Blatt-Nr.: |

### c) Nachbehandlung

Die sauren Nachbehandlungsmittel führen zu einer weiteren _______________ des Haares; außerdem werden Oxidationsmittelreste aus der _______________ unschädlich gemacht.

### d) Trocknen

Die ________________________________ im Haar werden wieder _______________.

**Begriffe zum Füllen der Lücken im Text:**

angelagert, Climazon, Elastizität, Entquellung, Faserschicht, fixiert, Fixierung, geschlossen, gespalten, Kaltwelle, Oxidation, Oxidationsmittel, pH-Wertes, Quellmittel, quillt, Reduktion, Schwefelatome, Wasser, Wasserstoffatome, Wasserstoffatomen, Wasserstoffbrücken, Wasserstoffbrückenbindungen, Wickler

**2** Die Intensität und Haltbarkeit der Dauerwelle ist abhängig von der Anzahl der gelösten Doppelschwefelbrücken im Haar. Was geschieht also, wenn ein Dauerwellpräparat zu lange oder zu kurz eingewirkt hat?

Füllen Sie die Tabelle aus.

**Intensität und Haltbarkeit der Dauerwelle**

| Gelöste Doppelschwefelbrücken im Haar | Grad der Umformung | Haltbarkeit der Dauerwelle | Strukturverlust des Haares |
|---|---|---|---|
| Etwa 20 % aller Doppelschwefelbrücken im Haar | gut | 3–4 Monate | |
| Weniger als 20 % aller Doppelschwefelbrücken im Haar | | | sehr gering |
| Etwas mehr als 20 % aller Doppelschwefelbrücken im Haar | | 3–4 Monate | |
| Wesentlich mehr als 20 % aller Doppelschwefelbrücken im Haar | | keine | |

**3** Zeichnen Sie die fehlenden Brückenbindungen zwischen den Peptidspiralen der Faserschicht in die folgende Zeichnung ein und erläutern Sie die Begriffe.

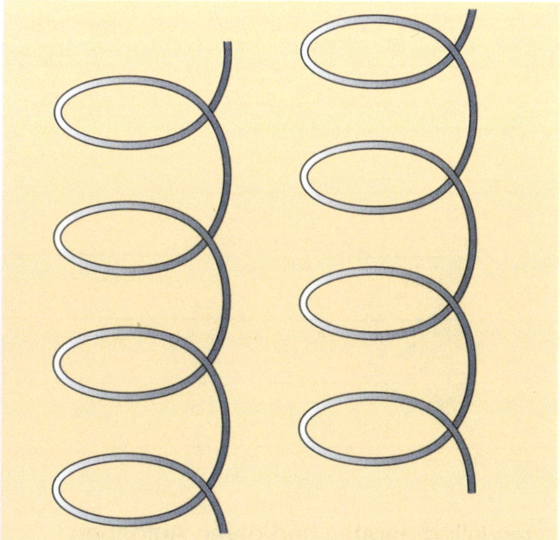

*Bild 1: Peptidspiralen mit Brückenbindungen*

_______________________________________________

_______________________________________________

_______________________________________________

_______________________________________________

_______________________________________________

_______________________________________________

_______________________________________________

_______________________________________________

_______________________________________________

**Situation:**

*Frau Schulz, eine Neukundin in Ihrem Salon, hat heute einen Termin zur Dauerwelle. Nach der Haar- und Kopfhautdiagnose stellen Sie die geeignete Dauerwellflüssigkeit am Platz von Frau Schulz bereit. Neugierig liest sie die Inhaltsstoffe auf der Rückseite der Flasche: Ammoniumthioglykolat, Ammoniak usw. „Ist das wirklich notwendig", fragt die Kundin, „warum enthält das Wellmittel so viele chemische Inhaltsstoffe?"*

**Aufgaben:**

**1** Um der Kundin diese Frage zu beantworten, lesen Sie zunächst die Tabelle sorgfältig durch.

| **Wesntliche Inhaltsstoffe von Wellmitteln** | |
|---|---|
| **Bestandteile** | **Aufgaben** |
| Reduktionsmittel: Ammoniumthioglykolat (ATG) | Lösen die Schwefelbrücken, dadurch Plastifizieren (Erweichen) des Keratins |
| Alkalisierungsmittel: Ammoniumcarbonat, Ammoniumhydrogencarbonat | Lösen die Salzbrücken, dadurch zusätzliches Erweichen des Keratins und Quellen des Haares; Steuern den chemischen Vorgangs durch pH-Regulierung |
| Tenside, Emulgatoren, Lösungsvermittler | Emulgieren die Pflegestoffe und schwer löslichen Duftstoffe |
| Schutz- und Pflegestoffe: Fettstoffe, Proteine, Polymere | Halten die Haarschäden gering |
| Destilliertes oder entmineralisiertes Wasser | Lösen und Verdünnen die Wirkstoffe; transportieren die Wirkstoffe ins Haar |
| Schaumbildner | Verhindern das Ablaufen; erzeugen die Schaumkappe |
| Farbstoffe | Dienen der Unterscheidung verschiedener Wellmittel; verbessern das Aussehen |
| Duftstoffe | Überdecken den unangenehmen Geruch des Ammoniumthioglykolats |

**2** Schreiben Sie mithilfe der Informationen in der Tabelle einen Informationstext:

## Inhaltsstoffe und Aufgaben von Wellmitteln

Alkalische Wellmittel enthalten Ammoniumthioglykolat als Reduktionsmittel, um die Doppelschwefelbrücken im Haarkeratin zu ______________________________

______________________________

______________________________

______________________________

______________________________

______________________________

______________________________

______________________________

______________________________

______________________________

**3** Erläutern Sie der Kundin nun die wesentlichen Inhaltsstoffe eines Dauerwellpräparates und deren Aufgaben. Führen Sie dazu in Partnerarbeit ein Beratungsgespräch als Rollenspiel durch (siehe Situation oben).

| | | | | |
|---|---|---|---|---|
| EUROPA LEHRMITTEL | **Lernfeld 7:**<br>**Haare dauerhaft umformen**<br>**4 Dauerwellarten** | Name: | | |
| | | Klasse: | Datum: | Blatt-Nr.: |

**Situation:**

*Frau Richter hat gefärbtes Haar, das in den Spitzen leicht trocken und porös ist. Bei der Haardiagnose stellen Sie fest, dass die Längen empfindlich und vorgeschädigt sind. Der Ansatz ist jedoch gesund und zudem schwer wellbar.*

**Aufgaben:**

1 Informieren Sie sich z. B. mithilfe Ihres Fachkundebuches über verschiedene Dauerwellarten.

2 Fassen Sie alle wichtigen Informationen in einer Mind-Map auf einem DIN-A3-Papier zusammen (vgl. Bild 1).

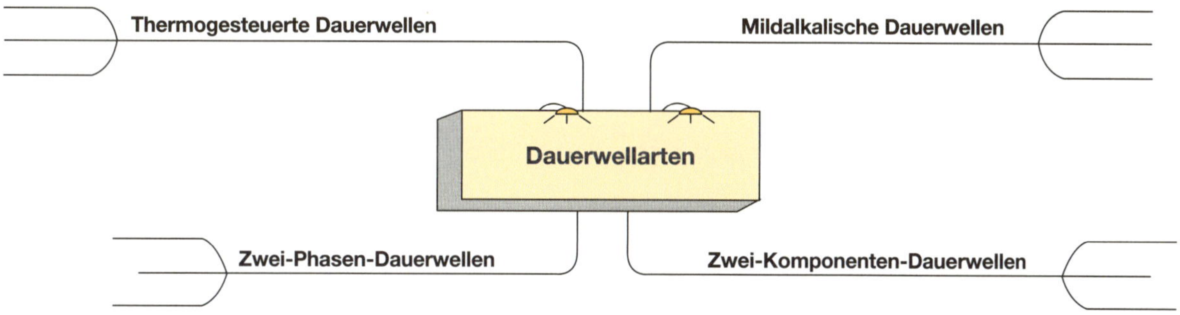


*Bild 1: Dauerwellarten*

3 Der Friseurhandel bietet eine Vielzahl von mildalkalischen Dauerwellprodukten. Finden Sie sich in Kleingruppen zusammen und berichten Sie einander von den Produkten, die Sie im Salon verwenden und welche Ergebnisse Sie damit erzielt haben.

4 Informieren Sie sich im Salon, im Internet, beim Handelsvertreter usw. über die von Ihnen verwendeten Produkte. Folgende Informationen stehen dabei im Mittelpunkt: Für welche Haarstruktur ist das Wellpräparat geeignet? Welchen pH-Wert hat das Wellmittel? Wie hoch sind die Anteile an Reduktionsmittel und Schutzstoffen?

5 Ordnen Sie die Informationen zu den Dauerwellprodukten in die folgende Tabelle ein.

| **Produktname und Hersteller** | | | |
|---|---|---|---|
| **Produktkennzeichnung** | G/B<br>gefärbt/blondiert | N<br>normal | F<br>forte (stark) |
| **Produktkategorie** | 2 | 1 | 0 |
| **Haarstruktur** | | | |
| **pH-Wert** | | | |
| **Anteil an Reduktionsmitteln** | | | |
| **Anteil an Alkalisierungsmitteln** | | | |
| **Anteil an Schutzstoffen** | | | |

Name:

| Klasse: | Datum: | Blatt-Nr.: |
|---|---|---|

**6** Wie in der Situation auf der vorherigen Seite beschrieben, sind die Haarlängen und -spitzen der Kundin spröde und glanzlos. Außerdem ist das Haar schlecht frisierbar und kraftlos. Der nachgewachsene Ansatz ist jedoch gesund und zudem schwer wellbar.

a) Welche Dauerwellart ist für diesen Haartyp empfehlenswert? Beschreiben Sie Frau Richter das Wirkprinzip dieser Dauerwelle.

b) Welches mildalkalische Dauerwellprodukt können Sie der Kundin alternativ empfehlen? Begründen Sie!

**7** Erläutern Sie, warum thermogesteuerte Dauerwellpräparate einen geringen Anteil an Reduktionsmitteln haben.

**8** Erläutern Sie der Kundin die Vor- und Nachteile der Zwei-Phasen-Dauerwelle (vgl. Aufgabe 6a).

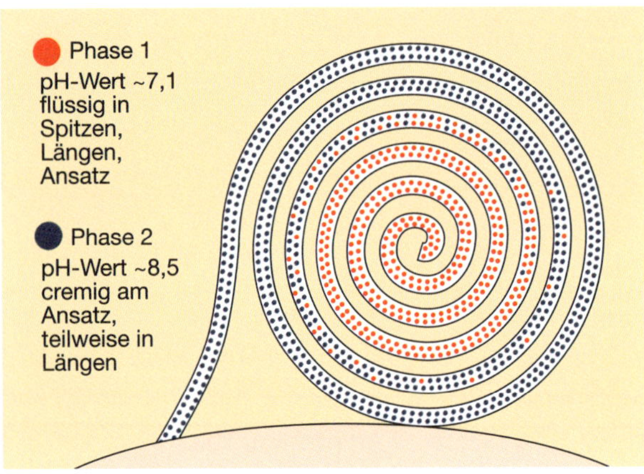


*Bild 1: Prinzip der Zwei-Phasen-Dauerwelle*

**Situation:**

*Anja studiert auf der Rückseite einer Fixierflasche die Informationen zu den enthaltenen Inhaltsstoffen: Wasserstoffperoxid, Weinsäure usw. „Welche Aufgaben haben diese Inhaltsstoffe in Fixiermitteln eigentlich?“, fragt sich Anja.*

**Aufgaben:**

1 Informieren Sie sich über die Inhalte von Fixiermitteln und deren Aufgaben, indem Sie die folgende Tabelle sorgfältig lesen.

| Wesentliche Inhaltsstoffe von Fixierungen | |
|---|---|
| **Bestandteile** | **Aufgaben** |
| Oxidationsmittel: 1,5 bis 2%ige H2O2-Lösung | Schließen die Schwefelbrücken |
| Säuerungsmittel: Weinsäure, Zitronensäure oder Milchsäure | Stabilisieren das Wasserstoffperoxid während der Lagerung, neutralisieren die Alkalireste im Haar, adstringieren das Haar (schließen die Salzbrücken) |
| Tenside | Ermöglichen gutes Verteilen auf dem Haar und schnelles Eindringen ins Haar |
| Verdickungsmittel: Ö/W-Emulsionen, Gelbildner | Verhindern das Ablaufen |
| Schaumbildner | Verhindern das Ablaufen, erzeugen eine Schaumkappe |
| Destilliertes oder entmineralisiertes Wasser | Lösen und verdünnen die Wirkstoffe, transportieren die Wirkstoffe ins Haar |

2 Schreiben Sie für Ihre Kollegin Anja mithilfe der Informationen in der Tabelle einen Informationstext.

## Inhaltsstoffe und Aufgaben von Fixiermitteln

Als Oxidationsmittel enthalten Fixiermittel eine 1,5%ige bis 2%ige $H_2O_2$-Lösung, um die Doppelschwefelbrücken im Haarkeratin wieder zu ______________________________

**Situation:**

*Sabine, die Freundin von Anja, bekommt heute ihre erste Dauerwelle. Nachdem die Dauerwellflüssigkeit 20 Minuten eingewirkt hat, freut sich Sabine, dass nun endlich die Wickler herausgenommen werden und sie ihre Dauerwelle im Spiegel betrachten kann. Sie ist leicht irritiert, als Anja eine zweite Flüssigkeit auf die Dauerwellwickler aufträgt.*

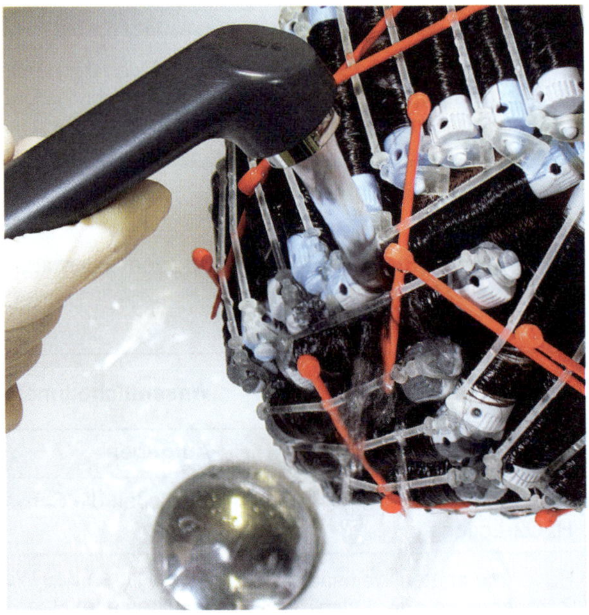

*Bild 1: Abspülen der Wellflüssigkeit*

**Aufgaben:**

1 Welche Flüssigkeit trägt Anja nach dem Abspülen der Dauerwellflüssigkeit auf und warum?

2 Erläutern Sie Sabine, warum dieser Arbeitsschritt von großer Wichtigkeit ist.

3 Anja stehen zur Fixierung der Dauerwelle eine Schaumfixierung oder eine Sofortfixierung (Bild 2) zur Verfügung. Erläutern Sie die Unterschiede dieser Fixiermittel.

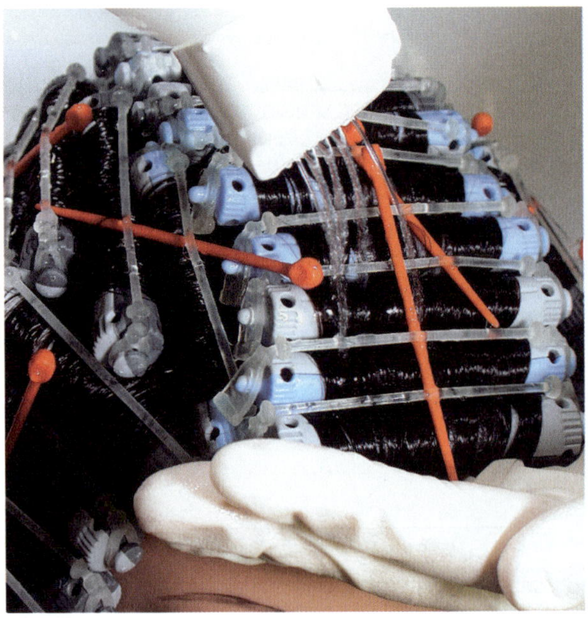

*Bild 2: Auftragen einer Sofortfixierung*

Name:

Klasse: Datum: Blatt-Nr.:

**Situation:**

*Eine Kundin kommt alle vier Monate zur Dauerwelle. Bei der Haardiagnose stellen Sie jedoch fest, dass die Längen und Spitzen spröde und glanzlos sind. Außerdem ist das Haar schlecht frisierbar und kraftlos. „Liegt das etwa am ständigen Dauerwellen?“, fragt die Kundin verunsichert.*

**Aufgaben:**

1 Überlegen Sie, ob ein Zusammenhang zwischen den Eigenschaften des Haares und dem Einfluss der dauerhaften Umformung auf die Haarstruktur besteht. Füllen Sie dazu die folgende Tabelle aus.

**Einfluss der dauerhaften Umformung auf den Feinbau des Haares**

| Brückenbindungen im Haar | Alkalisches Wellmittel (pH-Wert 8–9,5) | Fixierung (pH-Wert 2–5) |
|---|---|---|
| Doppelschwefelbrücke | | |
| Salzbrücke | | |
| Wasserstoffbrücke | | |

2 Bei der dauerhaften Umformung können die Brückenbindungen in der Faserschicht des Haares beeinträchtigt werden. Damit hat die Dauerwelle direkten Einfluss auf die Struktur und die Elastizität des Haares (vgl. auch Aufgabe 1). Erläutern Sie der Kundin, warum ihre Haare nach dem jahrelangen Dauerwellen spröde und nicht mehr so elastisch sind.

Name:

| Klasse: | Datum: | Blatt-Nr.: |
|---|---|---|

**Situation:**

*Nachdem Anja die Dauerwellwickler entfernt hat, spült sie die Fixierung aus dem Haar der Kundin. „Jetzt ist es wichtig, die Dauerwelle mit einer Pflegespülung nachzubehandeln“, erklärt Anja der Kundin. „Nein, lassen Sie nur“, erwidert Frau Müller. „Die Spülung ist mir zu teuer. Spülen Sie nur mit reichlich Wasser nach, das wird schon genügen!“*

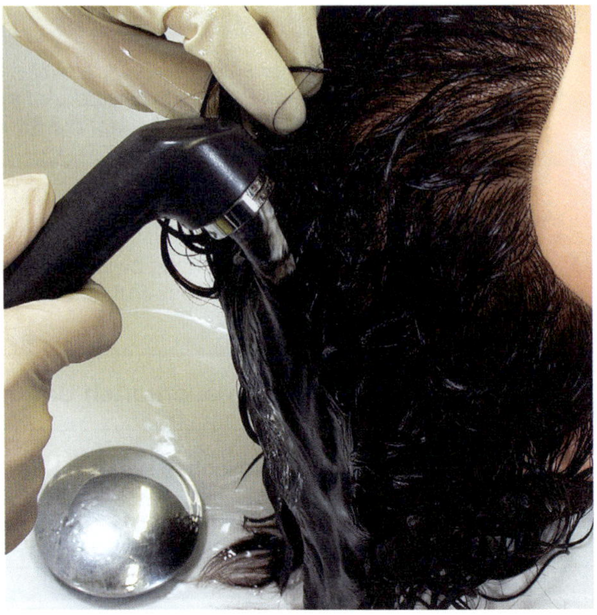

*Bild 1:* *Ausspülen der Fixierung*

**Aufgaben:**

**1** Erläutern Sie, warum die Dauerwellnachbehandlungspräparate wie Pflegespülungen, Kuren usw. in der Lage sind, das aufgequollene Haar nach der Dauerwellbehandlung zu adstringieren (entquellen).

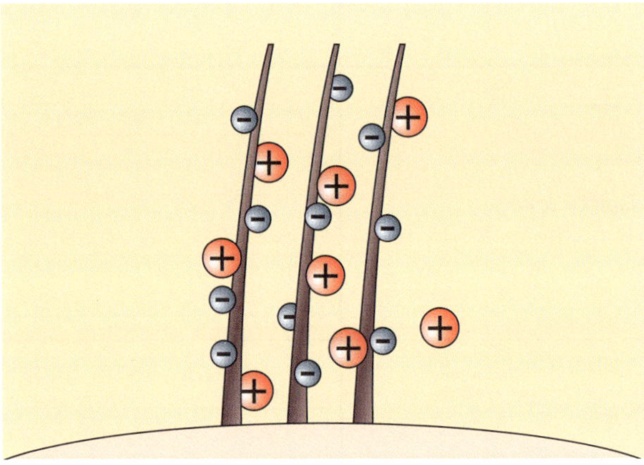

*Bild 2:* *„Entladung“ des Haares durch kationaktive Substanzen*

**2** Beschreiben Sie, warum Pflegespülungen und Kuren in der Lage sind, den Glanz des Haares zu erhöhen, die Kämmbarkeit zu verbessern und eine elektrostatische Aufladung zu vermeiden (Bild 2 und 3).

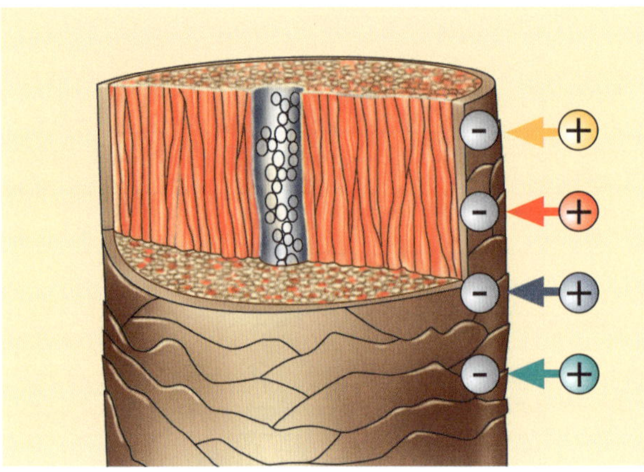

*Bild 3:* *Adstringieren des Haares durch kationaktive Wirkstoffe*

| Name: | | |
|---|---|---|
| Klasse: | Datum: | Blatt-Nr.: |

**3** Lesen Sie den folgenden Informationskasten aufmerksam durch.

**Information:**

Eine Dauerwellflüssigkeit enthält alkalische Reduktionsmittel, die in der Lage sind, die Doppelschwefelbrücken im Haar zu trennen. Wenn das Wellpräparat nicht sorgfältig aus dem Haar herausgespült bzw. fixiert wurde und Reste der Flüssigkeit im Haar bleiben, kann es zu einer so genannten „schleichenden Reduktion" der Doppelschwefelbrücken kommen. D. h., die bereits geschlossenen Disulfidbrücken können durch die Reste des Reduktionsmittels wieder geöffnet werden. Damit verliert das Haar an Haltbarkeit und Elastizität (Sprungkraft).

**4** Erläutern Sie mithilfe der Informationen, warum die Säuren, die in der Pflegespülung enthalten sind, einer schleichenden Reduktion und damit dem Nachlassen der Haltbarkeit und Sprungkraft entgegenwirken können.

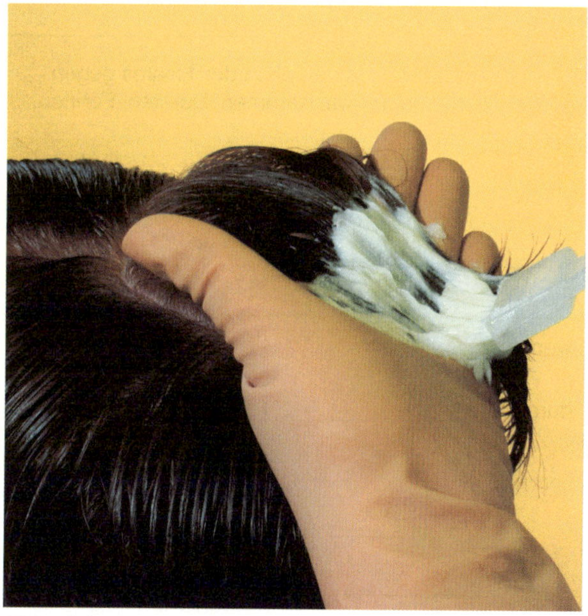

*Bild 1: Auftragen einer Haarkur*

**5** Warum könnte durch eine fehlende Dauerwellnachbehandlung die Kopfhaut gereizt bzw. überempfindlich reagieren?

**6** Beschreiben Sie, warum das Haar durch eine Dauerwellnachbehandlung mit einem Pflegepräparat besser gegen tägliche Belastungen wie Kämmen, Bürsten, Föhnen, Sonne etc. geschützt ist.

**7** Fassen Sie ihre Antworten aus den Aufgaben 1 bis 6 zur besseren Übersicht in der folgenden Tabelle zusammen.

| Mögliche Verluste der Haarqualität nach einer Dauerwelle | Verbesserung der Haarqualität durch Pflegepräparate aufgrund ... |
|---|---|
| Nachlassen der Sprungkraft des Haares<br><br>durch: ______ | ______ |
| Verlust der Widerstandsfähigkeit des Haares gegen tägliche Belastungen wie Kämmen, Bürsten, Föhnen, Sonne usw.<br><br>durch: ______ | ______ |
| weniger Glanz<br><br>durch: ______ | ______ |
| schlechtere Kämmbarkeit<br><br>durch: ______ | ______ |
| kürzere Haltbarkeit der Dauerwelle<br><br>durch: ______ | ______ |
| Aufgequollenes, unfrisierbares Haar<br><br>durch: ______ | ______ |

**Situation:**

*Frau Heinze hat heute einen Termin zur Dauerwelle. Zur Verdeutlichung ihres Frisurenwunsches bringt sie ein Foto aus einer Zeitschrift mit (Bild 1).*

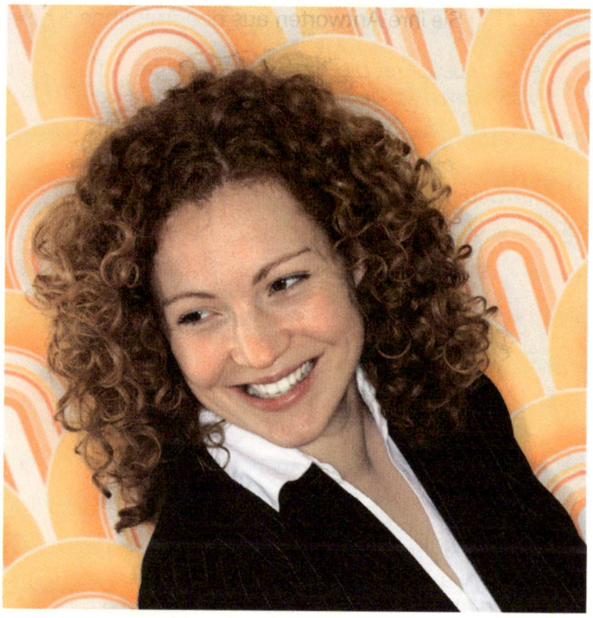

*Bild 1: Korkenzieherlocken*

**Aufgaben:**

1 Teilen Sie die Klasse in sechs möglichst gleich große Gruppen auf:

Gruppe 1: Klassische Wickeltechnik

Gruppe 2: Spiralwicklung

Gruppe 3: Pyramidenwicklung

Gruppe 4: Teildauerwelle

Gruppe 5: Ansatzwelle

Gruppe 6: Zwillingswicklung

2 Informieren Sie sich gründlich über „Ihre" Wickeltechnik, z. B. mithilfe des Fachkundebuches.

3 Fassen Sie die wichtigsten Informationen auf einem Lernplakat zusammen. Schreiben Sie groß und deutlich! Das Plakat sollte folgende Inhalte aufgreifen:

- Name der Wickeltechnik
- Erzielte Umformung bzw. erzielter Frisurenwunsch (was soll erreicht werden?)
- Beschreibung der Wickeltechnik
- Wickelschema (Skizze zur Verdeutlichung der Anordnung der Dauerwellwickler)

4 Präsentieren Sie der Klasse Ihre Ergebnisse. Es beginnt die Gruppe 1 „Klassische Wickeltechnik".

5 Notieren Sie die präsentierten Inhalte in Ihren Unterlagen!

6 Welche Wickeltechniken würden Sie anwenden, um den Frisurenwunsch von Frau Heinze in der oben beschriebenen Situation zu erreichen? Begründen Sie der Kundin Ihre Entscheidung.

7 Welche Wickeltechniken werden als frisurenbezogene Wickeltechniken bezeichnet?

8 Beschreiben Sie, worin die Vorteile von frisurenbezogenen Wickeltechniken liegen.

| Name: | | |
|---|---|---|
| Klasse: | Datum: | Blatt-Nr.: |



**Situation:**

*Anja beobachtet die Gesellin Viktoria beim Öffnen eines Probewickels. Sie fragt nach dem Grund dieser Maßnahme, schließlich ist die Einwirkzeit der Dauerwelle noch nicht abgelaufen.*

**Aufgaben:**

**1** Was würden Sie an Viktorias Stelle auf Anjas Frage antworten?

______________________________________________

______________________________________________

**2** Lesen Sie die Informationen in der Mind-Map auf der übernächsten Seite aufmerksam durch.

**3** Teilen Sie die Klasse in sechs möglichst gleich große Arbeitsgruppen.

**4** Bearbeiten Sie in Ihrer Gruppe jeweils die folgenden Arbeitsaufträge (siehe unten).

**5** Schreiben Sie zu jedem Arbeitsauftag eine kurze Antwort auf ein DIN-A5-Papier. Schreiben Sie groß und deutlich und nur maximal vier Zeilen pro Blatt.

## Arbeitsaufträge

### Gruppe 1) „Haarstruktur"

a) Erläuten Sie, welchen Einfluss die Haarstruktur auf das Dauerwellergebnis hat.

b) Vor jeder Dauerwellbehandlung sollte eine Haarbeurteilung durchgeführt werden. Was ist für die Auswahl des Wellmittels unbedingt zu beurteilen?

c) Bedingt durch einen geringen Querschnitt hat dünnes Haar weniger Sprungkraft und Elastizität. Welche Maßnahmen ergreifen Sie, um dies mit einer Dauerwelle auszugleichen?

d) Hartes, dickes Haar nimmt die Wellung schwerer an als dünnes Haar. Welche Maßnahmen ergreifen Sie?

e) Bei strukturgeschädigtem Haar sollte stets eine Vorbehandlung durchgeführt werden. Warum?

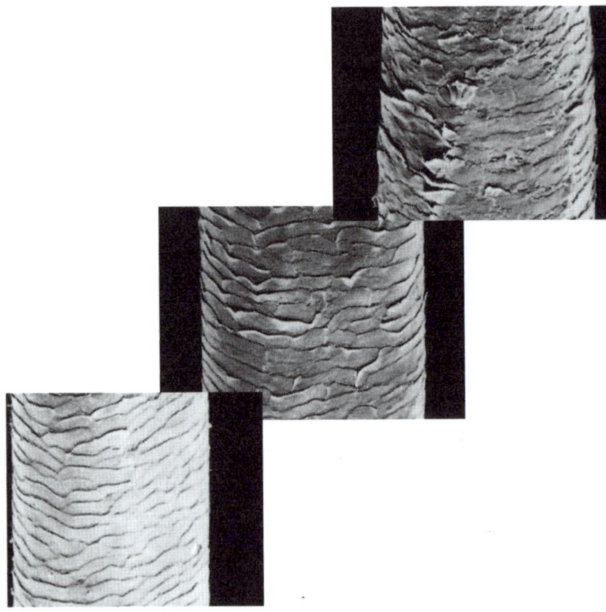

*Bild 1: Unterschiedliche Haarstrukturen*

### Gruppe 2) „Wirkpräparate"

a) Beschreiben Sie kurz, worin sich moderne Dauerwellflüssigkeiten heute unterscheiden.

b) Nennen Sie die Dauerwellflüssigkeit, die den größten und den geringsten Anteil an Reduktions- und Alkalisierungsmitteln aufweist.

c) Erläutern Sie, warum ein Dauerwellpräparat für normales Haar mehr Reduktions- und Alkalisierungsmittel als eines für blondiertes Haar beinhaltet.

d) In welchem pH-Wert-Bereich liegen die meisten alkalischen Wellmittel?

e) Beschreiben Sie, wie sich eine hohe Konzentration von Reduktions- und Alkalisierungsmitteln auf die Doppelschwefelbrücken und die Qualität des Haares auswirkt.

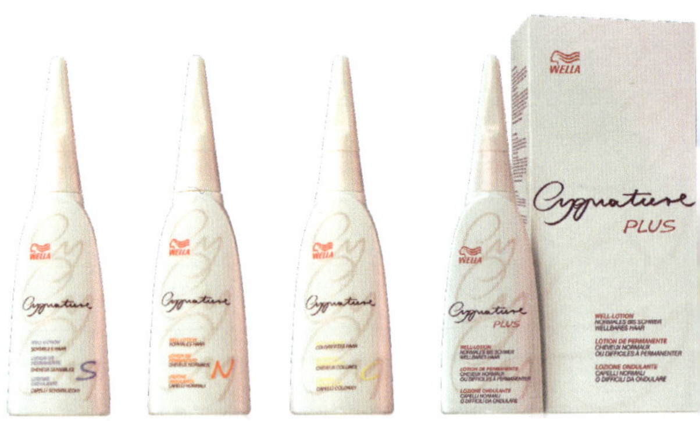


*Bild 2: Unterschiedliche Wirkpräparate*

## Gruppe 3) „Einwirkzeit“

a) Beschreiben Sie, nach welcher Einwirkzeit die Friseurin sich im Allgemeinen bei einer Dauerwellbehandlung richten kann.

b) Erläutern Sie, wie die Friseurin den Grad der Umformung überprüfen kann.

c) Nennen Sie drei Faktoren, von denen die Einwirkzeit abhängig ist.

d) Erläutern Sie, wie sich eine zu lange und eine zu kurze Einwirkzeit auf die Dauerwelle auswirken.

## Gruppe 4) „Wickler“

a) Beschreiben Sie, mit welchen Wicklerstärken Locken und mit welchen Wicklerstärken Wellen erreicht werden.

b) Erklären Sie, warum weitbogige Wellen weniger Sprungkraft und Haltbarkeit haben als engbogige Locken.

c) Erläutern Sie, welche Bedingungen bei der Wahl der richtigen Wicklerstärke ebenfalls beachtet werden müssen.

## Gruppe 5) „Temperatur“

a) Beschreiben Sie, wann sich die Einwirkzeit der Dauerwelle bereits um die Hälfte verkürzt hat.

b) Beschreiben Sie, welche Einwirkzeiten mit und ohne Wärmezugabe gelten.

c) Erklären Sie, warum die Wärmezugabe eine Kontrolle des Dauerwellvorgangs erschwert.

d) Erläutern Sie, warum bei strapaziertem und strukturgeschädigtem Haar auf eine Wärmezugabe verzichtet werden sollte.

e) In welchem Fall sollten die Haare während der Einwirkung des Wellmittels unbedingt mit einer Plastikhaube bedeckt werden?

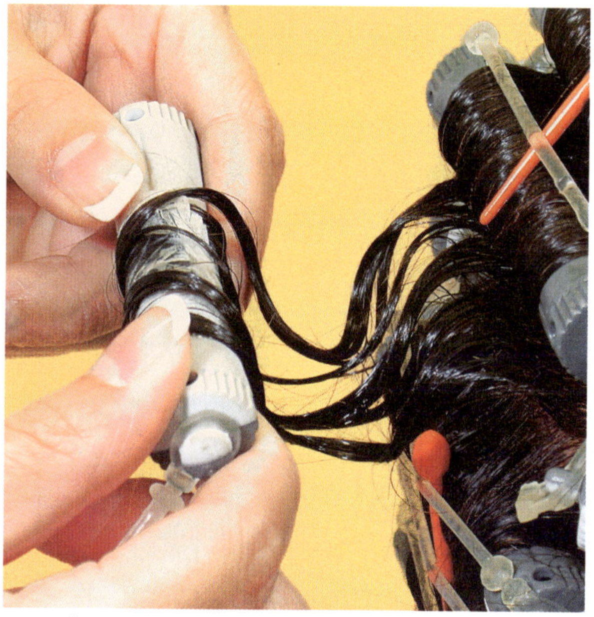

*Bild 1: Öffnen eines Probewickels*

## Gruppe 6) „Wickeltechnik“

a) Eine Kundin wünscht eine luftgetrocknete Frisur mit glattem Ansatzhaar sowie viel Bewegung und Fülle in den Haarlängen. Für welche Wickeltechnik entscheiden Sie sich?

b) Wann entscheiden Sie sich für eine klassische Wickeltechnik (Kreuzwicklung)? Begründen Sie!

c) Welche Wickeltechnik wählen Sie, um Volumen und Stand am Haaransatz ohne Wellung der Haarlängen zu erzielen?

d) Erläutern Sie die Vorteile der Zwillingswicklung.

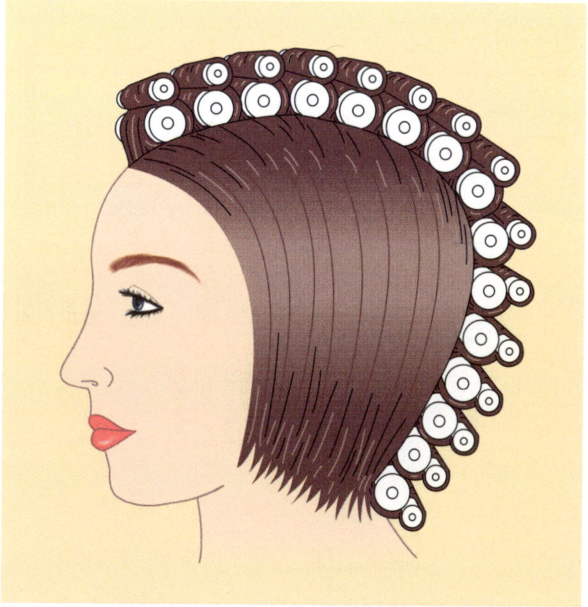

*Bild 2: Zwillingswicklung*

**6** Präsentieren Sie der Klasse Ihre Ergebnisse in Form eines kurzen Vortrages! Sprechen Sie dabei in ganzen Sätzen, Sie sollten Ihre Notizen dabei zu Hilfe nehmen. Es beginnt die Gruppe 1) „Haarstruktur“.

**7** Machen Sie sich während der Vorträge der Mitschülerinnen Notizen für Ihre Unterlagen!

| Name: | | |
|---|---|---|
| Klasse: | Datum: | Blatt-Nr.: |

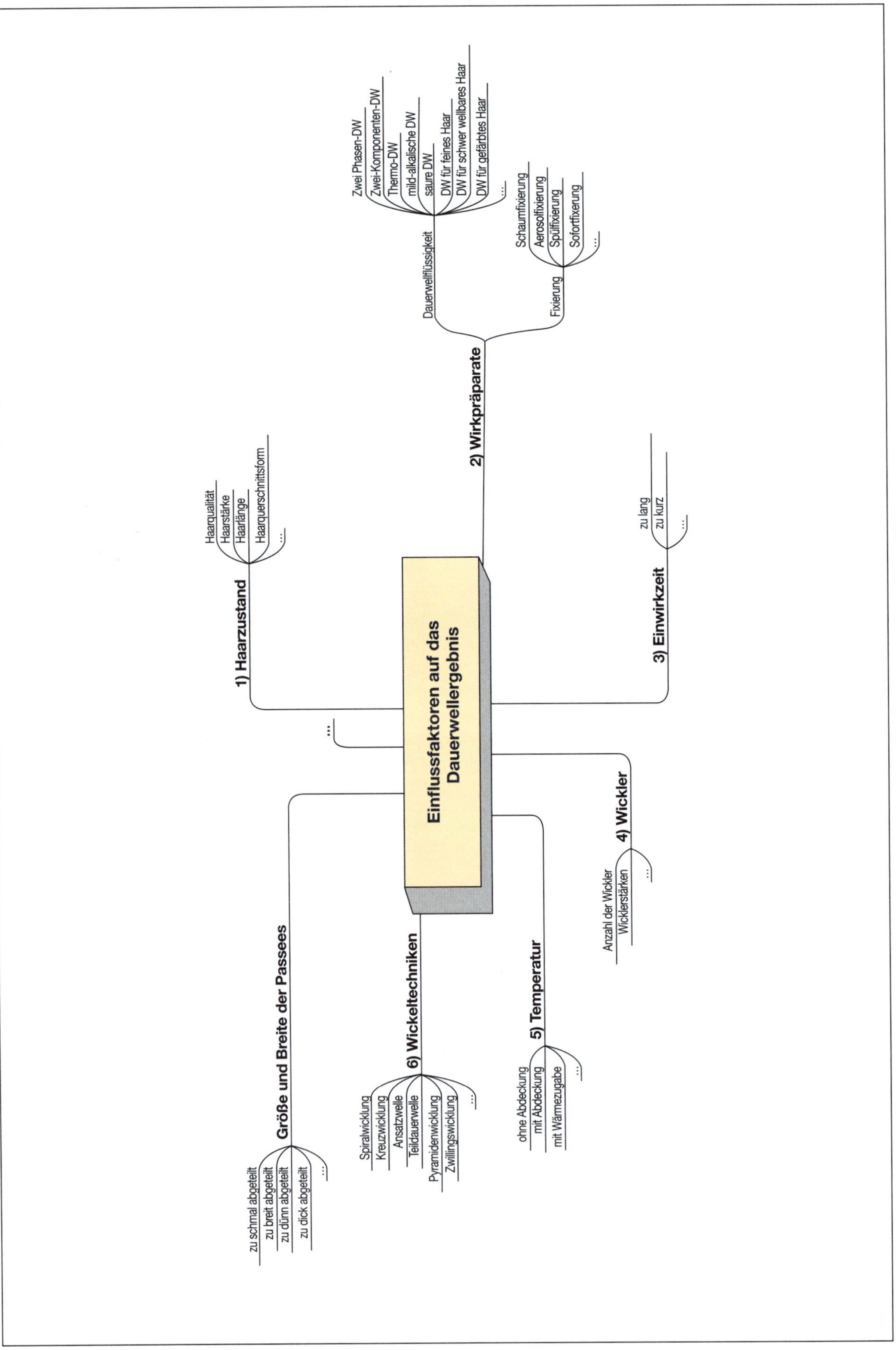


*Bild 1: Einflussfaktoren auf das Dauerwellergebnis*

**Situation:**

*Eine Kundin hat vor drei Tagen eine Dauerwelle erhalten und beschwert sich darüber, dass das Haar etwa einen Zentimeter von der Kopfhaut entfernt abbricht. Außerdem, so die Kundin, jucke und brenne ihre Kopfhaut seitdem! „Ob ich da etwas falsch gemacht habe?“, überlegt Anja.*

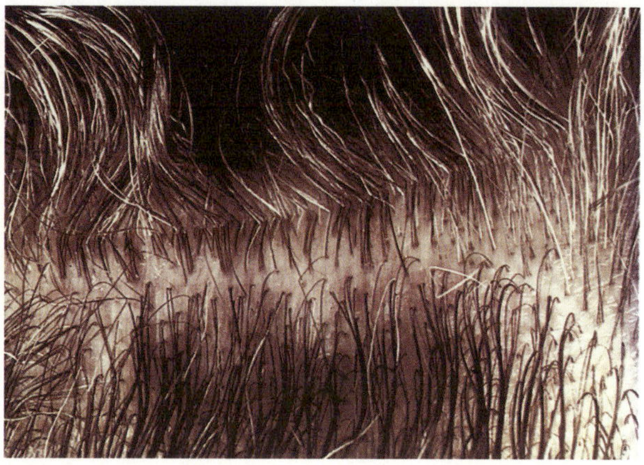

*Bild 1: Haar mit Knickstellen*

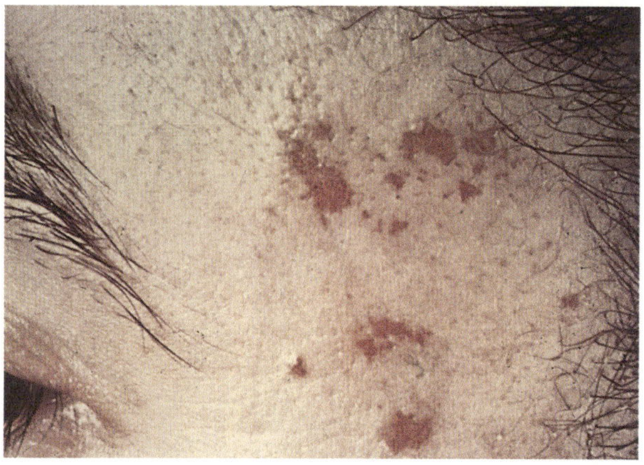

*Bild 2: Hautschäden*

**Aufgaben:**

1 Welche Fehler könnte Anja Ihrer Meinung nach gemacht haben? Begründen Sie!

2 Es gibt eine Vielzahl an fehlerhaften Dauerwellergebnissen, die durch unterschiedlichste Ursachen begründet sein können. Lesen Sie die möglichen Ursachen einer fehlerhaften Dauerwellbehandlung in der Übersicht genau durch.

3 Sortieren Sie die aufgeführten Ursachen für Dauerwellfehler in die Tabelle auf der nächsten Seite ein.

**Mögliche Ursachen von Dauerwellfehlern**

- zu dicke Wickler
- Haare zu locker aufgewickelt
- Wellflüssigkeit zu schwach
- Passees zu dick abgeteilt
- Einwirkzeit zu kurz
- weniger als 20 % der Doppelschwefelbrücken gelöst
- Haare zu feucht beim Auftragen der Wellflüssigkeit
- Fixierung nicht sorgfältig durchgeführt
- zu wenig Wellflüssigkeit aufgetragen
- zu kleine Wickler
- Passees zu dünn abgeteilt
- Wellflüssigkeit zu stark
- mehr als 20 % der Doppelschwefelbrücken gelöst
- Wellflüssigkeit auf den Kopf gelaufen
- mit Wellflüssigkeit vollgesogener Wattestreifen nicht entfernt
- Hautschutz vergessen
- intensive Kopfmassage vor der Dauerwelle
- Passees zu schmal abgeteilt
- Fixierung vergessen
- Wicklerpartie unsauber durchgekämmt
- ungleichmäßige Wickelspannung
- nicht alle Wickler gleichmäßig mit Wellmittel durchfeuchtet
- Wellflüssigkeit nicht gründlich vor dem Fixieren ausgespült
- Wellvorgang vorzeitig abgebrochen
- Haarspitzen nicht sorgfältig aufgewickelt (geknickt)
- nicht alle Wickler gleichmäßig fixiert
- ohne Spitzenpapier gewickelt
- Gummilaschen falsch befestigt
- Einwirkzeit zu lang
- Haare unter starker Spannung entgegen der Wuchsrichtung gewickelt
- Shampoo zu stark
- Passees zu breit abgeteilt
- keine Stäbchen untergelegt

| Name: | | | |
|---|---|---|---|
| Klasse: | Datum: | Blatt-Nr.: | |

**4** Erarbeiten Sie in Partnerarbeit Maßnahmen zur Korrektur und Vermeidung dieser Dauerwellfehler.

| Fehler | Mögliche Ursachen | Korrektur | Vermeidung |
|---|---|---|---|
| Umformung zu stark | | | |
| Umformung zu schwach | | | |
| Ungleich-mäßiges Well-ergebnis | | | |
| Haar-schäden | | | |
| Haut-schäden | | | |

**Situation:**

*Anja trägt heute eine Tönung bei ihrem Modell für die Zwischenprüfung auf. Sie möchte damit den Naturton von Sabine verschönern und die Farbbrillanz verstärken. Dabei kommt Anja ins Grübeln: „Was sind eigentlich Farben?“*

**Aufgaben:**

**1** Beantworten Sie Anjas Frage und erklären Sie, wie farbige Sinneseindrücke entstehen.

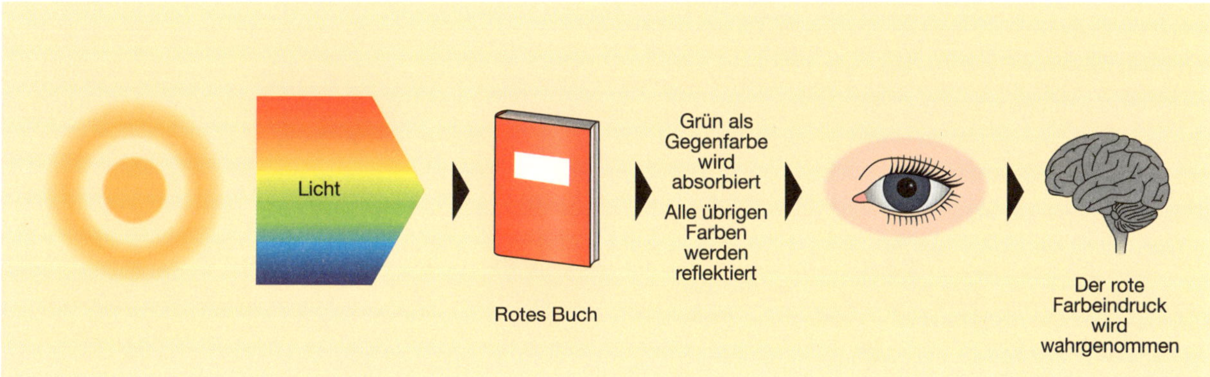


*Bild 1: Wahrnehmung von farbigen Sinneseindrücken*

**2** Farben lassen sich in ein Ordnungsschema einteilen, so wird ersichtlich, wie sich die Farben beim Mischen untereinander verhalten. Zeichnen Sie die drei Grundfarben in den Farbkreis (Bild 2).

**3** Warum ist es wichtig, dass eine Friseurin Kenntnisse über die Grundlagen der Farbenlehre hat?

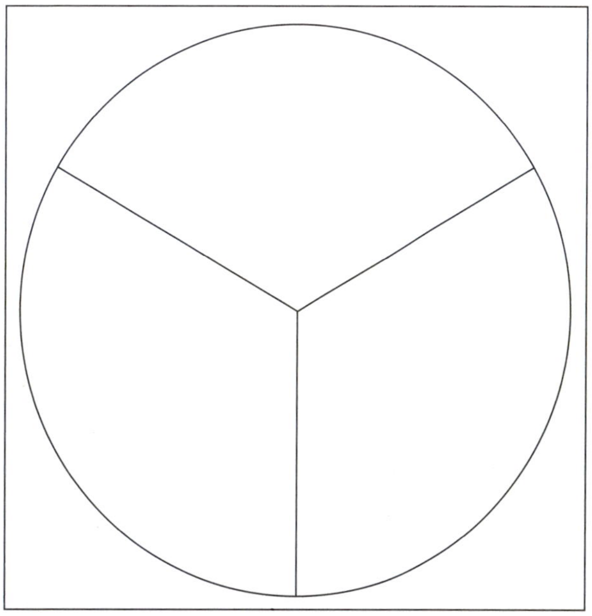

*Bild 2: Grundfarben (siehe Aufgabe 2)*

**4** Alle Farben lassen sich in Grund- und Mischfarben im Farbkreis einteilen (Bild 1).

a) Zeichnen Sie zunächst die drei Grundfarben mithilfe von Wasserfarben in den Farbkreis.

b) Mischen Sie jeweils zwei nebeneinander liegende Grundfarben im darüber liegenden Dreieck zu den so genannten Mischfarben 1. Ordnung.

c) Zeichnen Sie die Grundfarben und Mischfarben 1. Ordnung in die jeweils darüber liegenden äußeren Felder ein.

d) Zeichnen Sie nun die Mischfarben 2. Ordnung ein, indem Sie jeweils die rechts und links neben dem freien Feld eingezeichneten Farben miteinander mischen.

e) Tragen Sie abschließend die Farbbezeichnungen am Rand des Farbkreises ein.

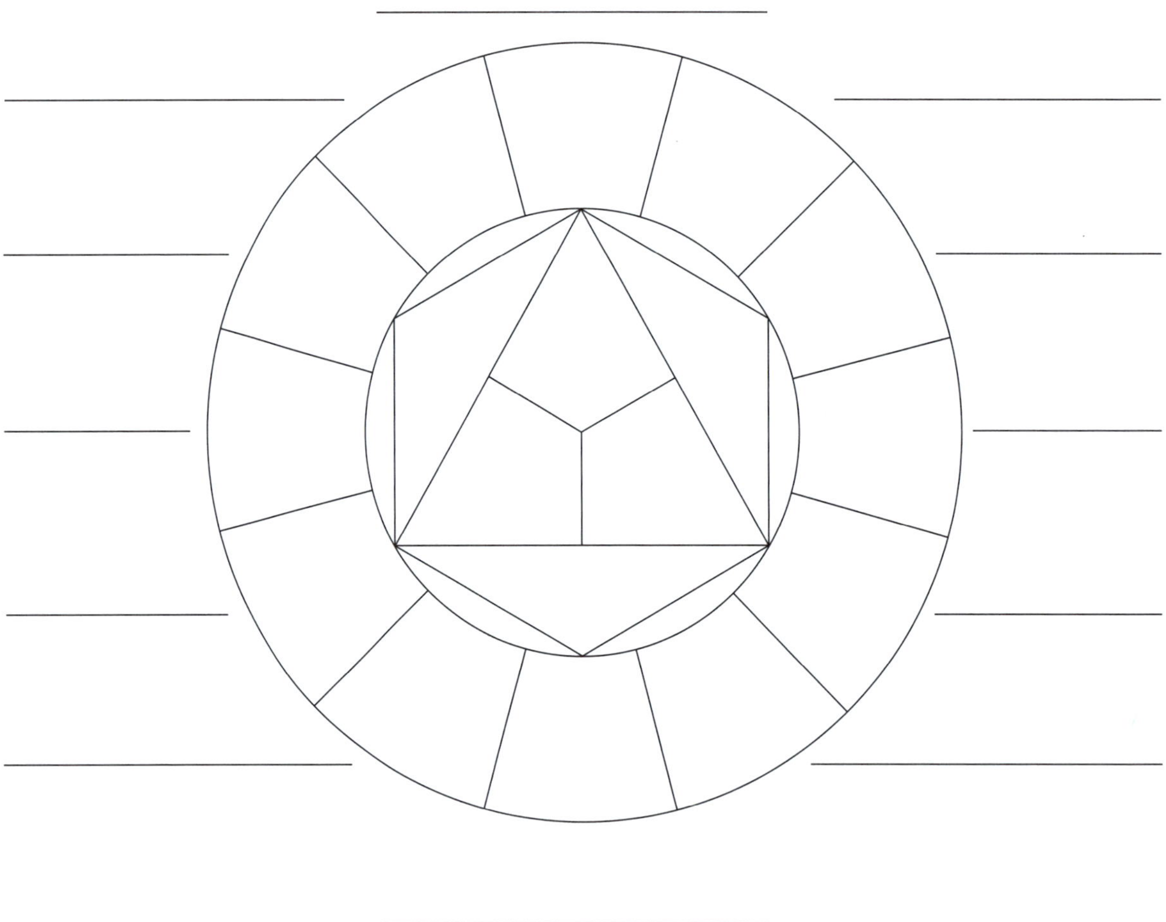

*Bild 1: Farbkreis*

**5** Benennen Sie die Mischfarben 1. Ordnung und beschreiben Sie, wie sie gemischt werden.

**6** Was sind die Mischfarben 2. Ordnung, und wie entstehen sie?

**7** Welche Farbe würden Sie erhalten, wenn Sie alle Farben des Farbkreises miteinander mischen würden?

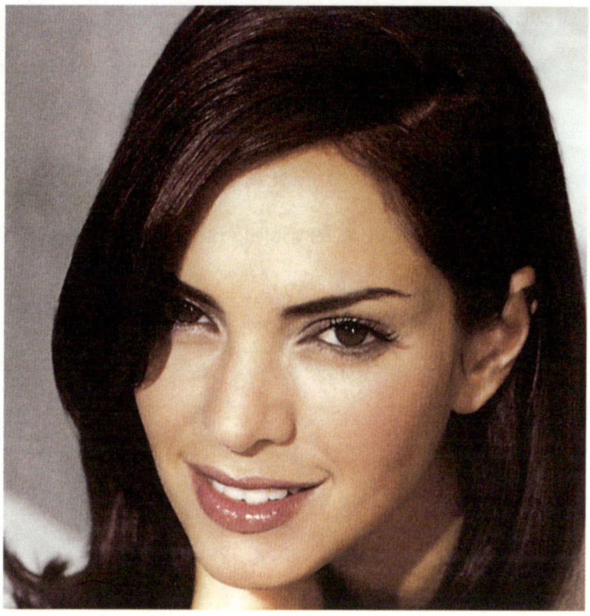

*Bild 1: Nichtoxidative Farbveränderungen*

**8** Informieren Sie sich, wie die Bezeichnungen der Haartönungsfarben in den Farbkarten gängiger Herstellerfirmen lauten, und ordnen Sie sie den Farbtönen des Farbkreises zu.

| Farbbezeichnung des Farbkreises | Bezeichnung der Haartönungsfarben in Farbkarten |
|---|---|
| Rot | |
| Grün | |
| Gelb | |
| Violett | |
| Blau | |
| Orange | |

**9** Beschreiben Sie, wie die Farben genannt werden, die sich im Farbkreis gegenüberliegen, und welche Besonderheit sie haben.

**10** In der Friseurpraxis ist es wichtig, die Wirkung von Komplementärfarben zu kennen, um unerwünschte Farbrichtungen korrigieren zu können. Mit welchen Haartönungen lassen sich die folgenden Farbnuancen abschwächen?

| Unerwünschte Farbnuance | Abschwächung durch Komplementärfarbe (Farbtonbezeichnung der Herstellerfirmen) |
|---|---|
| Purpur | |
| Matt | |
| Gold | |
| Silber, Cendre | |
| Asch, Perl | |
| Rotgold | |

**Situation:**

*Bevor Anja die Tönung bei ihrem Modell aufträgt, bestimmt sie die natürliche Haarfarbe. Sabine versteht das nicht und drängt Anja, endlich mit dem Auftragen der Tönungsemulsion zu beginnen.*

**Aufgaben:**

**1** Erklären Sie, warum es wichtig ist, dass Anja zunächst die natürliche Haarfarbe bestimmt.

**2** Beschreiben Sie die Entstehung der natürlichen Haarfarben (Bild 1).

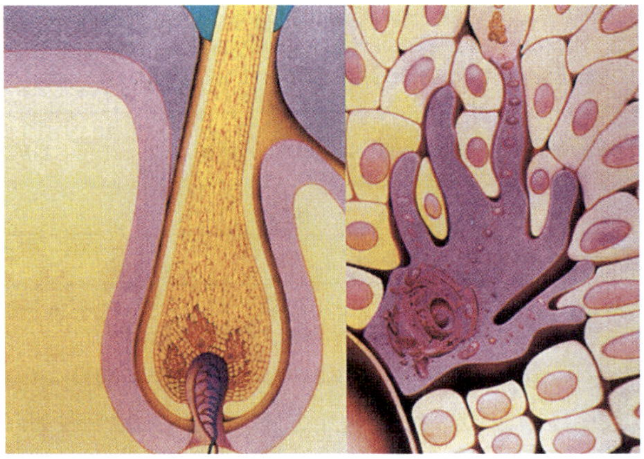

*Bild 1: Entstehung der natürlichen Haarfarbe*

**3** Was sind Haarpigmente und welche zwei Arten gibt es?

**4** Erklären Sie Sabine die natürliche Verteilung der Pigmente im Haar (Bild 2).

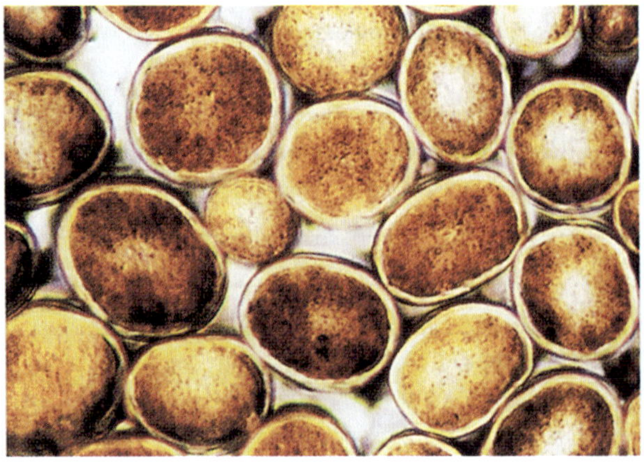

*Bild 2: Verteilung der Pigmente im Haar*

**5** Beschreiben Sie, wodurch die natürliche Haarfarbe (Farbtiefe und Farbrichtung) beeinflusst wird.

**6** Erläutern Sie die Ergrauung des Haares (Bild 1).

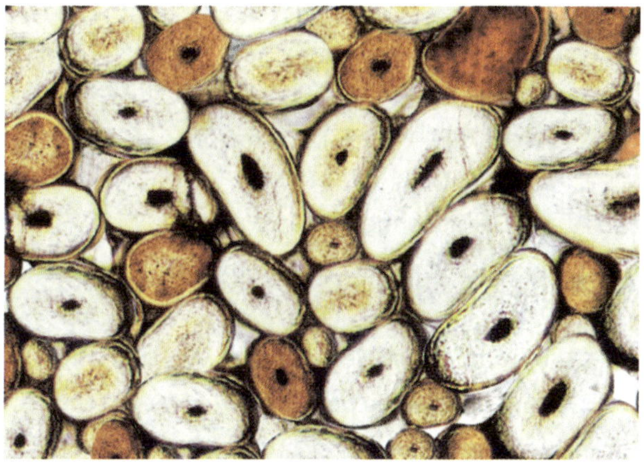

*Bild 1: Meliertes Haar*

**7** Erklären Sie der Kundin den Einfluss der Schuppenschicht auf die Lichtreflexion (Bild 2 und Bild 3).

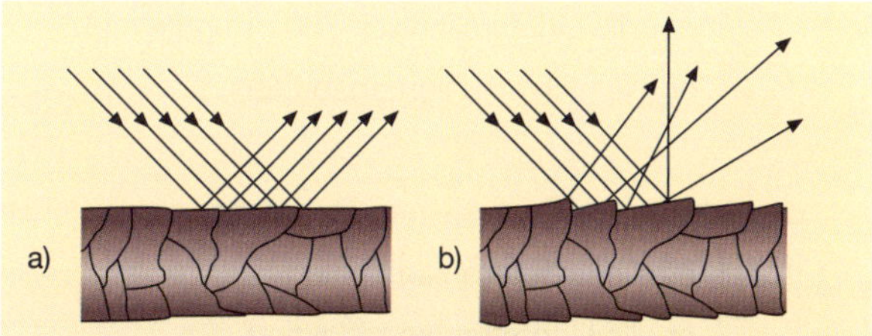


*Bild 2: Lichtreflexe an nicht geschädigter Schuppenschicht (a) und geschädigter Schuppenschicht (b)*

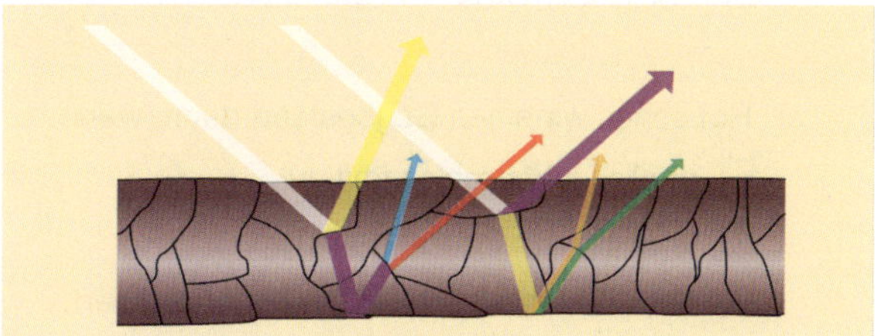

*Bild 3: Farbreflexe an den Cuticularändern*

**8** Beschreiben Sie die natürliche Entstehung von

a) Gold- und Rotgoldtönen,

b) Aschtönen,

c) Natur-/Grundtönen.

________________________________________

________________________________________

________________________________________

________________________________________

________________________________________

________________________________________

________________________________________

________________________________________

**9** Kreuzen Sie die richtigen Antworten an (pro Frage nur ein Kreuz!).

a) Die Längen der elektromagnetischen Wellen des Lichtes werden in

- ☐ Nanomillimeter gemessen.
- ☐ Nanometer gemessen.
- ☐ Dezimeter gemessen.
- ☐ Dezimillimeter gemessen.

b) Die Farben des Regenbogens werden auch als

- ☐ Körperfarben bezeichnet.
- ☐ Sonnenlicht bezeichnet.
- ☐ Nussrot bezeichnet.
- ☐ Spektralfarben bezeichnet.

c) Weiß sehen wir einen Gegenstand dann, wenn

- ☐ er alle Lichtstrahlen imitiert.
- ☐ er alle Lichtstrahlen reflektiert.
- ☐ nur die Lichtwellen um 750 nm reflektiert.
- ☐ er alle Lichtstrahlen absorbiert.

d) Schwarz sehen wir einen Gegenstand dann, wenn

- ☐ er alle Lichtstrahlen imitiert.
- ☐ er alle Lichtstrahlen reflektiert.
- ☐ nur die Lichtwellen um 585 nm reflektiert.
- ☐ er alle Lichtstrahlen absorbiert.

e) Rot sehen wir einen Gegenstand dann, wenn

- ☐ er alle Lichtstrahlen imitiert.
- ☐ er alle Lichtstrahlen reflektiert.
- ☐ nur die Lichtwellen um 750 nm reflektiert.
- ☐ er alle Lichtstrahlen absorbiert.

**10** Erläutern Sie die Ordnung der Haarfarben in Farbkarten (Bild 1).

______________________________________________

______________________________________________

______________________________________________

______________________________________________

______________________________________________

______________________________________________

______________________________________________

______________________________________________

______________________________________________

______________________________________________

______________________________________________

______________________________________________

**Tabelle 1: Aufbau einer vereinfachten Farbkarte**

Farbrichtung (Nuance) →

Farbtiefe ↓

| Natur/ 0 | Asch/1 | Matt/2 | Gold/3 | Rotgold/4 | Purpur/5 | Violett/6 | Braun/7 | Perl-Cendre/8 |
|---|---|---|---|---|---|---|---|---|
| hell-licht-blond 10/0 | hell-licht-asch-blond 10/1 | | | | | | | |
| licht-blond 9/0 | licht-asch-blond 9/1 | licht-matt-blond 9/2 | gold-blond 9/3 | | | | | |
| hell-blond 8/0 | hell-asch-blond 8/1 | hell-matt-blond 8/2 | cognac 8/3 | kupfer-gold 8/4 | hell-rosenholz 8/5 | | | |
| mittel-blond 7/0 | mittel-asch-blond 7/1 | mittel-matt-blond 7/2 | hasel-nuss-blond 7/3 | tizianrot 7/4 | dunkel-rosenholz 7/5 | malaga 7/6 | reh-braun 7/7 | |
| dunkel-blond 6/0 | dunkel-asch-blond 6/1 | dunkel-matt-blond 6/2 | mocca 6/3 | mahagoni-kupfer 6/4 | purpur-braun 6/5 | samos 6/6 | schoko-braun 6/7 | dunkel-cendre 6/8 |
| hell-braun 5/0 | hell-asch-braun 5/1 | | gold-braun 5/3 | hell-kastanien-braun 5/4 | hell-mahagoni 5/5 | | | |
| mittel-braun 4/0 | | | | mittel-kastanien-braun 4/4 | | | | |
| dunkel-braun 3/0 | | | | | | | | |
| schwarz 2/0 | | | | | | | | blau-schwarz 2/8 |

*Bild 1: Aufbau einer vereinfachten Farbkarte*

**11** Welche Aufgaben haben die Zugaben der Farbnuancen in Haarfarben und -tönungen?

______________________________________________

______________________________________________

______________________________________________

**12** Nennen Sie die Farben des Farbkreises, die sich hinter den folgenden Farbnuancen von Haarfärbe- oder tönungsmitteln verbergen.

| Farbnuance der Tönung/Haarfarbe | Entspricht der Farbe |
|---|---|
| Asch, Perl (1) | |
| Matt (2) | |
| Gold (3) | |
| Rotgold (4) | |
| Purpur (5) | |
| Silber, Cendre (6) | |

**13** Welche unerwünschten natürlichen Farbrichtungen lassen sich durch die Farbnuancen der Farben und -tönungen abschwächen?

| Farbnuance der Tönung/Haarfarbe | Dient der Abschwächung der natürlichen Farbrichtung |
|---|---|
| Asch, Perl (1) | |
| Matt (2) | |
| Gold (3) | |
| Rotgold (4) | |
| Purpur (5) | |
| Silber, Cendre (6) | |

**Situation:**

*Frau Dröhn wünscht sich eine farbliche Auffrischung ihres Naturtones, da sie für den Abend einen Besuch im Theater geplant hat. Sie möchte jedoch keine dauerhafte Farbveränderung! Nach der Ermittlung der Ausgangshaarfarbe fragt die Kundin: „Anja, welches Produkt empfehlen Sie mir?“*

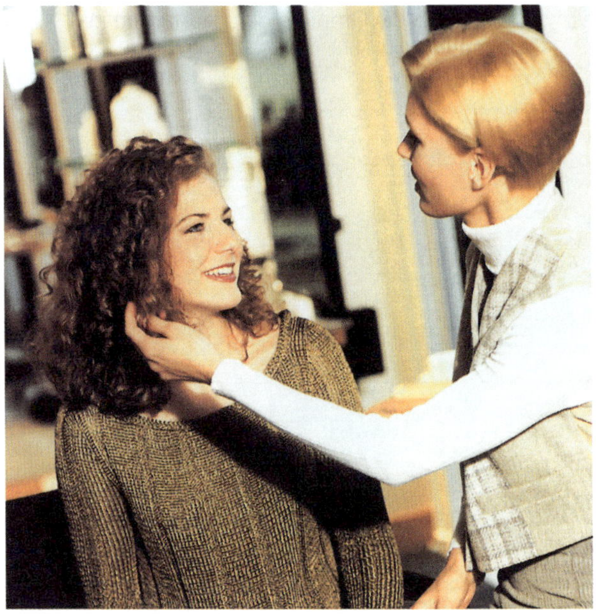

**Bild 1:** *Ermittlung der Ausgangshaarfarbe*

**Aufgaben:**

**1** Beraten Sie die Kundin und nennen Sie ihr unterschiedliche Tönungspräparate.

**2** Erklären Sie Frau Dröhn die Technologie der nichtoxidativen Farbveränderung in kundengerechter Weise.

**3** Warum wird die erzielte Haarfarbe nach der Tönung etwas dunkler als die Ausgangshaarfarbe der Kundin sein?

**4** Füllen Sie die Lücken des folgenden Lückentextes sinnvoll aus.

Tönungsmittel enthalten nur ________ Farbstoffe, die auch ________ oder ________ ________ Farbstoffe genannt werden. Diese ________ sich für die Zeit von ca. ____ bis ____ Haarwäschen ____ Haar an. Sie sind zur ________ eines geringen ________ geeignet. Durch die ________ Aufladung des Haares ziehen die ________ Farbstoffe aufs Haar ________ und färben nur die ________ (________) oder das ________ (________) – je nach Molekülgröße der Farbstoffe! Tönungsmittel in ________ (z. B. ________ oder ________) dringen bis ins ________, da diese Moleküle sehr ________ sind. Tönungsmittel in ________ können weißes Haar zwar abdecken, das ________ ist jedoch unbefriedigend, da die Zielfarbe nicht der ________ entspricht. Tönungsmittel in Naturtönen können auf Grund ihrer Molekülgröße nur bis in die ________ des Haares eindringen, es entsteht eine so genannte ________.

Abdeckung, acht, am, auf, Cortex, Cortex, Cuticula, Cuticula, direktziehende, elektrostatischen, Farbergebnis, Faserschicht, fertig vorliegende, klein, lagern, Naturtönen, Nuancierungsfarbstoffe, Purpur, Ringfärbung, Rotgold, Schuppenschicht, sechs, Modetönen, Weißanteils, Wunschfarbe

| Name: | | |
|---|---|---|
| Klasse: | Datum: | Blatt-Nr.: |

**5** Zeichnen Sie die Eindringtiefe der Tönungsmittel in die folgenden Abbildungen ein.

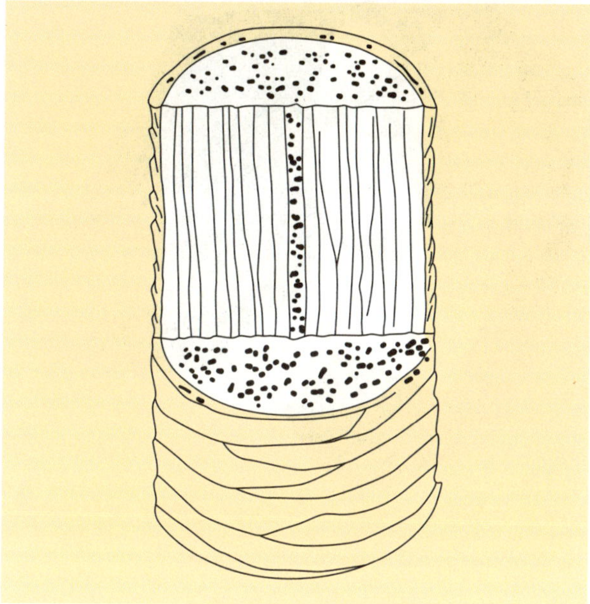

*Bild 1: Eindringtiefe von Tönungsmittel im Naturton*

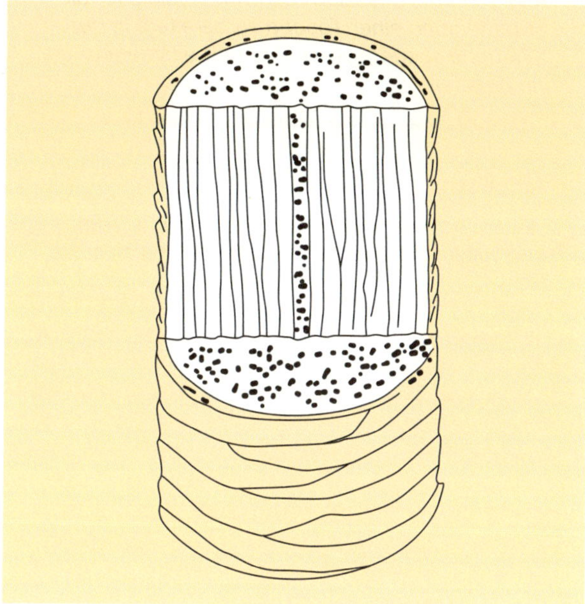

*Bild 2: Eindringtiefe von Tönungsmittel in Modenuancen*

**6** Welche Farbveränderungen können nicht durch nichtoxidative Tönungspräparate realisiert werden? Begründen Sie!

**7** Erläutern Sie Frau Dröhn den Haftungsmechanismus von Tönungspräparaten (Bild 3).

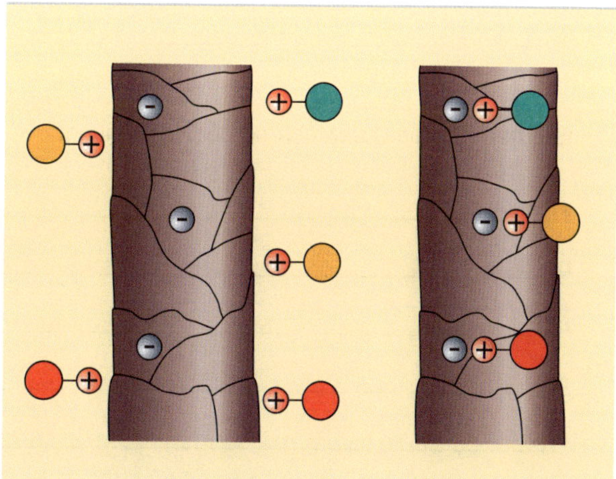

*Bild 3: Haftungsmechanismus der Tönungspräparate*

**Situation:**

*Anja soll für die Gesellin den Arbeitsplatz für die Durchführung einer Tönung vorbereiten. In der Mixküche überlegt sie, welche Arbeitsmaterialien sie benötigt.*

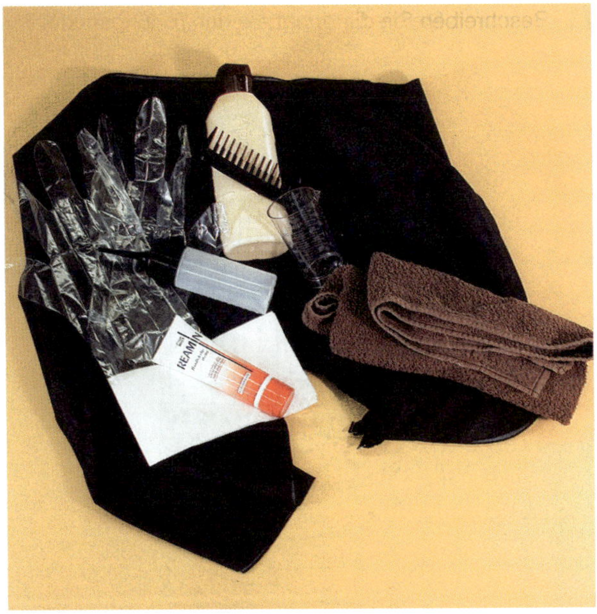

*Bild 1: Werkzeuge und Hilfsmittel zum Tönen*

**Aufgaben:**

**1** Helfen Sie Anja und notieren Sie, welche Werkzeuge und Hilfsmittel sie zum Tönen bereitstellen sollte (Bild 1).

______________________________

______________________________

______________________________

______________________________

______________________________

**2** Beschreiben Sie, was eine Friseurin bei der Beratung und der Ermittlung des Kundenwunsches allgemein beachten sollte.

______________________________

______________________________

______________________________

______________________________

**3** Anja hat alle Arbeitsmaterialien bereitgestellt. Welche Vorbereitungen müssen zusätzlich vor der Durchführung der Tönung getroffen werden?

a) ______________________________

b) ______________________________

c) ______________________________

d) ______________________________

e) ______________________________

f) ______________________________

**4** Erläutern Sie die Durchführung der Haartönung.

a) ______________________________

b) ______________________________

c) ______________________________

d) ______________________________

e) ______________________________

f) ______________________________

**5** Beschreiben Sie die Arbeitstechniken der verschiedenen Tönungsmittel und Auftragemöglichkeiten.

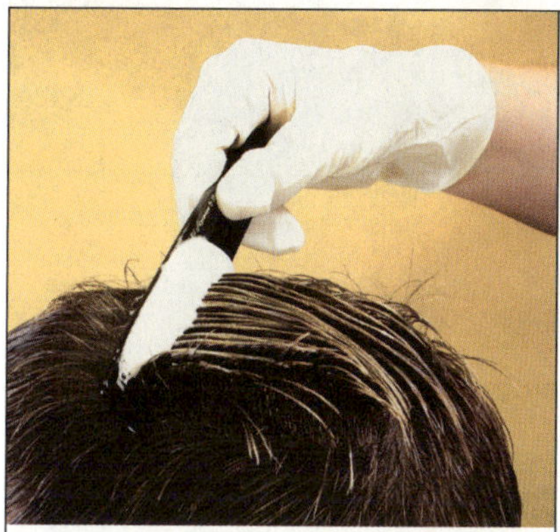

*Bild 1:* *Auftragen von Farbfestigern*

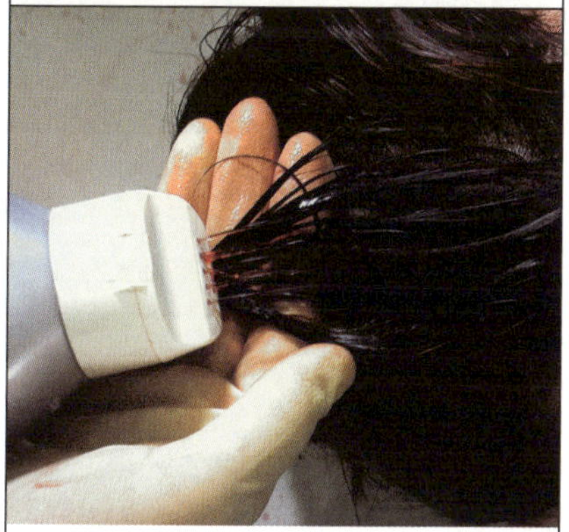

*Bild 2:* *Auftragen von Tonspülungen*

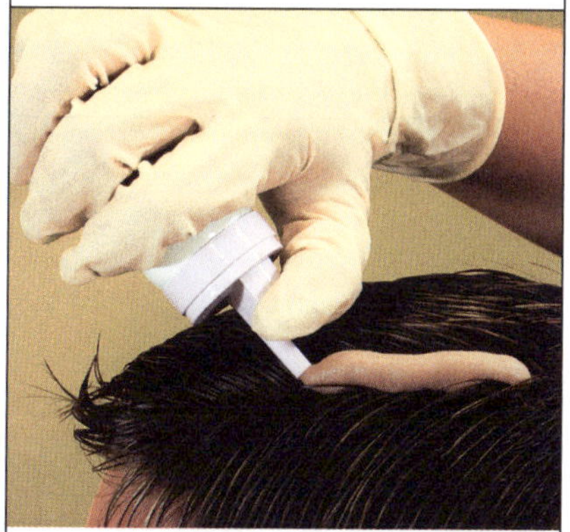

*Bild 3:* *Auftragen von Schaum-, Creme- und Balsamtönungen mit der Originalflasche*

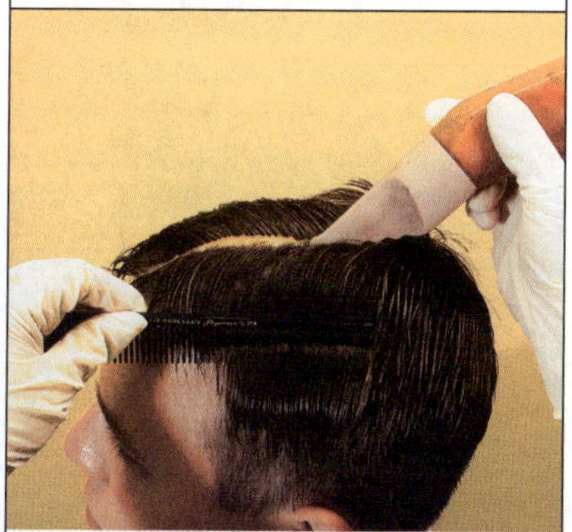

*Bild 4:* *Auftragen von Schaum-, Creme- und Balsamtönungen mit der Auftrageflasche*

**Situation:**

*Im Urlaub sieht Anja in einem Friseursalon, dass einer Kundin die Haare mit einem seltsamen braun-grünlichen Farbbrei getönt werden, der einen eigentümlichen Geruch aufweist. Zu ihrem Erstaunen soll dieser Farbbrei zudem einen Rotton auf dem Ausgangshaar der Kundin erzielen. Anja ist ungläubig …*

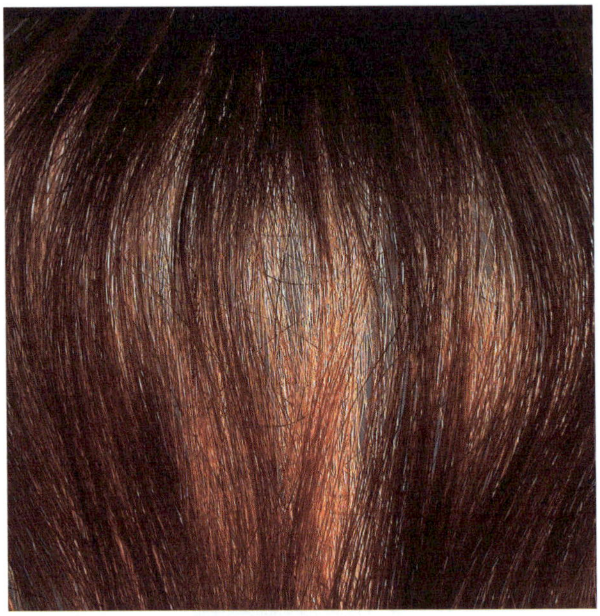

*Bild 1: Deckkraft von Pflanzenhaarfarben bei unterschiedlichem Weißanteil der Ausgangshaarfarbe*

**Aufgaben:**

**1** Um welche Pflanzenhaarfarbe wird es sich dabei gehandelt haben?

______________________________

**2** Erläutern Sie kurz die Vorteile von Pflanzentönungen und -haarfarben im Gegensatz zu herkömmlichen Tönungen und Haarfarben.

______________________________

______________________________

______________________________

______________________________

**3** Warum kann das Farbergebnis einer Pflanzenhaarfarbe bei einer Ausgangshaarfarbe mit großem Weißanteil unbefriedigend ausfallen (Bild 1)?

______________________________

______________________________

______________________________

**4** Erläutern Sie eine Maßnahme zur Verbesserung der Deckkraft von Pflanzentönungen.

______________________________

______________________________

______________________________

**5** Vervollständigen Sie die folgenden Merksätze.

Bei stark porösem und ______________ Haar wird die ______________________ der Pflanzentönung ______________, da die enthaltenen ______________ das Haar ______________ und hart machen können. Je heller die Ausgangshaarfarbe ist, desto ______________ wird das Farbergebnis. Bei blondierten Haaren wird die Zielfarbe entsprechend ______________.

| |
|---|
| blondiertem, gemindert, Gerbstoffe, Haltbarkeit, intensiver, leuchtender, stumpf |

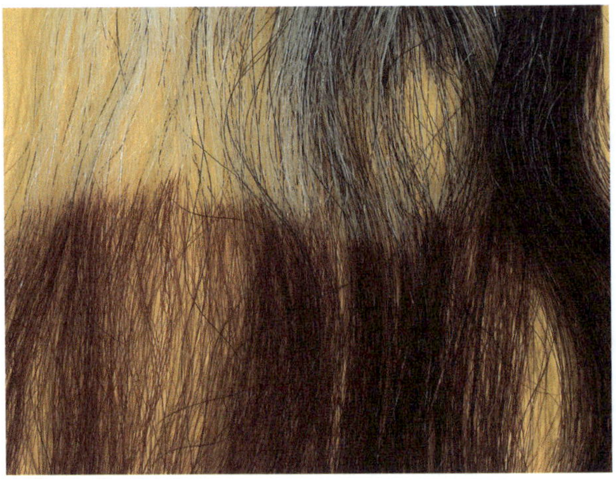

*Bild 2: Abdecken von weißem Haar mit Pflanzenhaarfarben*

| Name: | | |
|---|---|---|
| Klasse: | Datum: | Blatt-Nr.: |

**6** Geben Sie einen Überblick über die gebräuchlichsten Pflanzenfarbstoffe und ihre Farbwirkungen.

| Pflanzenfarbstoff | Farbwirkungen |
|---|---|
| | |
| | |
| | |
| | |
| | |
| | |

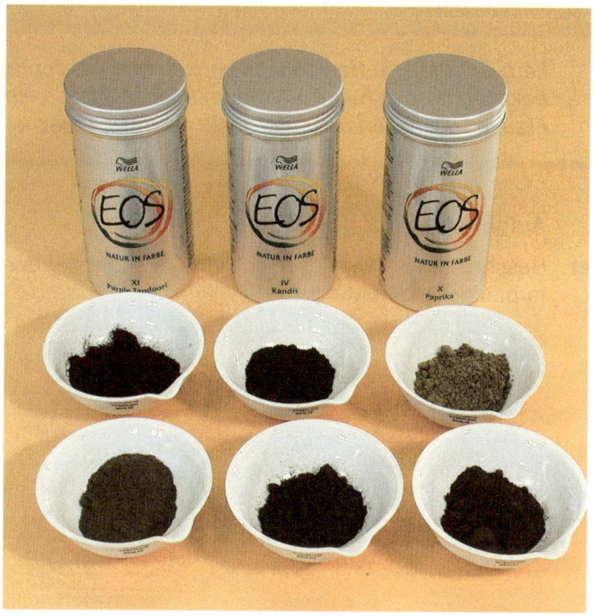


*Bild 1: Pflanzentönungen*

**7** Interpretieren Sie das unten stehende Diagramm zur Deckkraft und Haltbarkeit von Pflanzentönungen (Bild 2).

**8** Welche vorbereitenden Maßnahmen muss die Friseurin vor der Pflanzentönung durchführen?

**9** Beschreiben Sie kurz die Durchführung einer Pflanzentönung.

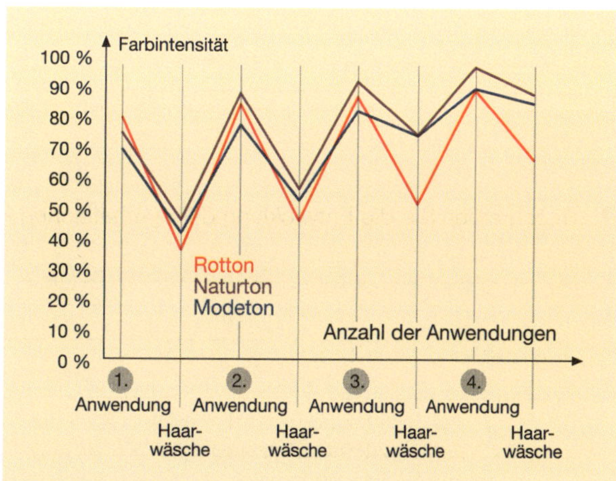


*Bild 2: Deckkraft und Haltbarkeit von Pflanzenhaarfarben*

Lernfeld 8

**Situation:**

*Farbverändernde Haarbehandlungen haben in der Kulturgeschichte der Kosmetik eine lange Tradition. Es ist bekannt, dass bereits im Altertum Pflanzenfarben eingesetzt wurden, um das jugendliche Aussehen der Frauen zu erhalten oder um weiße Haare abzudecken.*

**Aufgaben:**

1 Beschreiben Sie die geschichtliche Veränderung der farbaufhellenden Mittel.

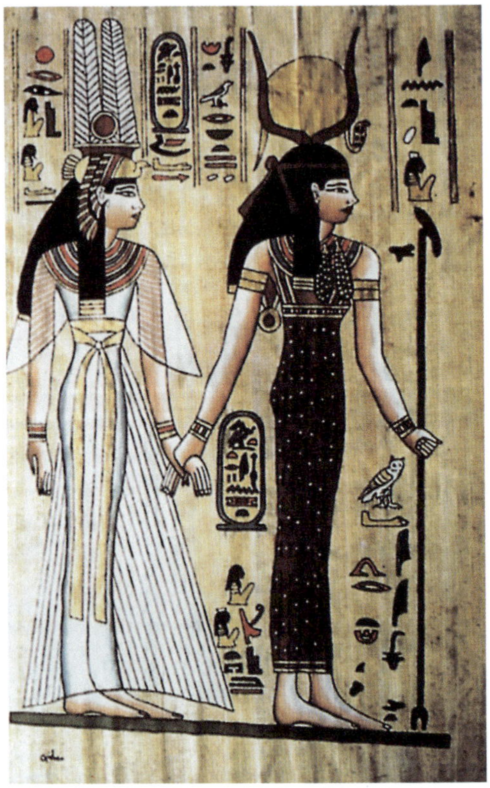

*Bild 1: Ägyptische Göttinnen*

2 Seit der Zeit des Altertums wurden Pflanzen- und Metallsalzfarben eingesetzt. Geben Sie die Zeit des Altertums in Jahreszahlen an.

3 Erläutern Sie die Nachteile der Verwendung von Metallsalzfarben.

4 Beschreiben Sie die Entwicklung der synthetischen Farbstoffe seit dem 19. Jahrhundert.

## Situation:

*Anja beobachtet ihre Kollegin beim Anrühren eines Blondierbreis. „Kann das Haar nicht nur mit dem Blondierpulver aufgehellt werden?“, fragt Anja.*

**Aufgaben:**

1 Gehen Sie auf Anjas Frage ein, indem Sie die Informationen des Schaubildes zu den Inhaltsstoffen und Wirkweisen von Blondierpräparaten wiedergeben.

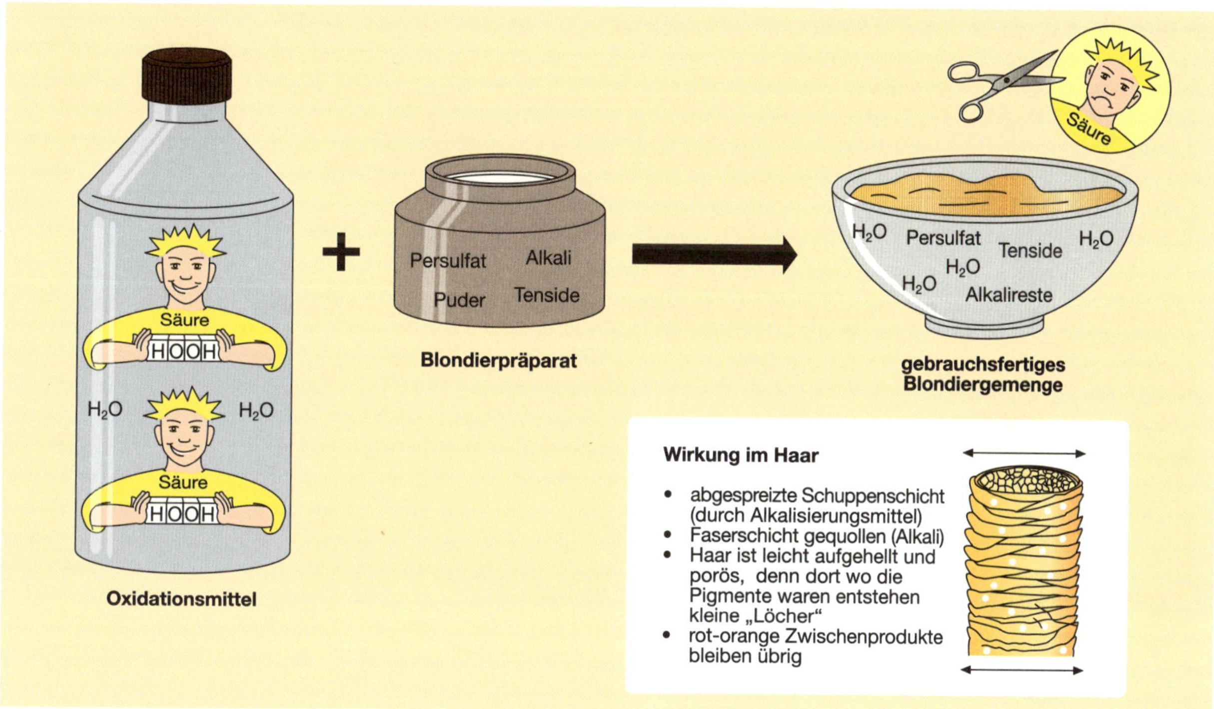


*Bild 1: Inhaltsstoffe und Aufgaben von Blondierpräparaten und deren Wirkung auf das Haar*

Name:

| Klasse: | Datum: | Blatt-Nr.: |
|---|---|---|

**2** Welcher Inhaltsstoff bewirkt die eigentliche Oxidation der Pigmente? Das Oxidationsmittel oder das Blondierpräparat? Begründen Sie Ihre Entscheidung!

**3** Erläutern Sie, warum die Haare nicht ausschließlich mit $H_2O_2$ blondiert werden können.

**4** Stellen Sie dar, warum Blondierverstärker eine zusätzliche Aufhellung der Haare bewirken.

**5** Warum müssen Wasserstoffperoxid-Lösungen Säuren enthalten?

**6** Erläutern Sie, wieso nach einer Blondierung manchmal rote oder orange Farbtöne entstehen können.

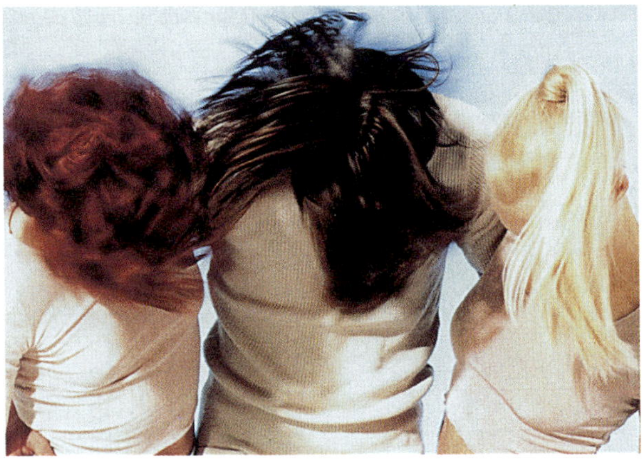

*Bild 1: Kosmetisch veränderte Haarfarben*

**7** Erklären Sie den Zusammenhang zwischen Blondierung und nachlassender Haarqualität.

**Situation:**

*Frau Karge hat bereits auf dem Behandlungsstuhl Platz genommen. Sie hat mittelblondes Haar, das sie gerne etwas aufhellen lassen möchte. „Ich möchte allerdings keine dauerhafte Aufhellung, deshalb tragen Sie bitte nur eine Tönung auf", sagt die Kundin.*

**Aufgaben:**

**1** Welchen Einwand muss die Friseurin gegen Frau Karges Frisurenwunsch erheben?

______________________________________________

______________________________________________

______________________________________________

______________________________________________

**2** Beschreiben Sie den Einfluss der Pigmente auf die Naturhaarfarbe und definieren Sie dabei die Begriffe „Farbtiefe" und „Farbrichtung".

______________________________________________

______________________________________________

______________________________________________

______________________________________________

______________________________________________

**3** Verdeutlichen Sie die natürliche Verteilung der Pigmente im Haar. Zeichnen Sie je nach Ausgangshaarfarbe die Anteile des Eumelanins ( ● ) und des Phäomelanins ( ● ) in die Spalten links und vervollständigen Sie die Tabelle.

| | |
|---|---|
| 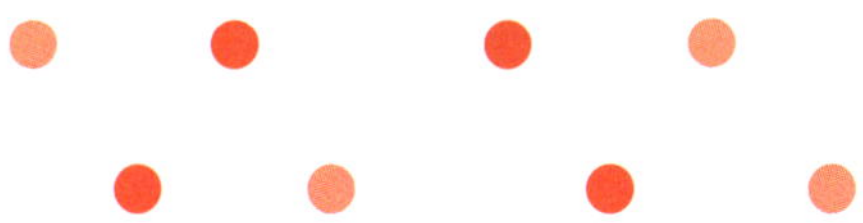 ***Bild 1:** Hellblond* | Geringer Anteil der ________ - schwarzen Pigmente (Eumelanin)<br>Geringer Anteil der ________ - roten Pigmente (Phäomelanin) |
| ***Bild 2:** Dunkelblond* | ________________<br>________________<br>________________ |
| ***Bild 3:** Dunkelbraun* | ________________<br>________________<br>________________ |
| ***Bild 4:** Naturrot* | ________________<br>________________<br>________________ |

**4** Erläutern Sie die Technologie der Blondierung mithilfe der folgenden Abbildungen (Bild 1).

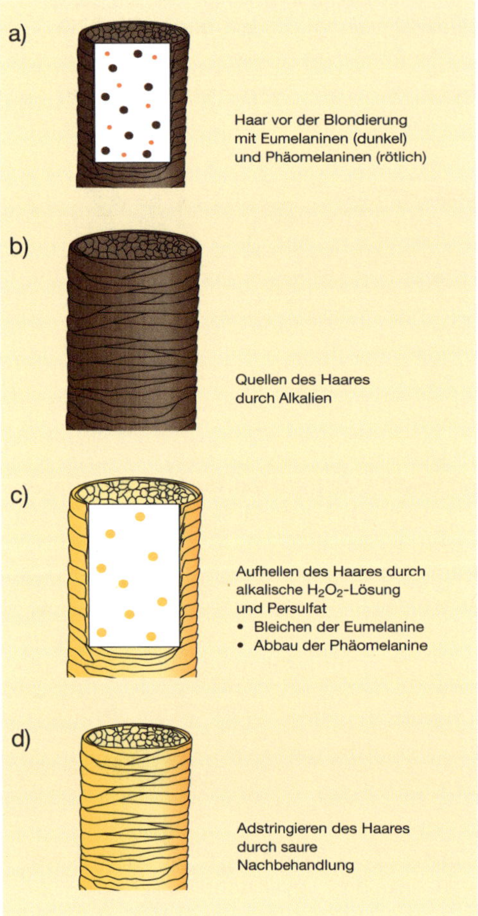


*Bild 1: Technologische Vorgänge beim Blondieren*

______________________________________________
______________________________________________
______________________________________________
______________________________________________
______________________________________________
______________________________________________
______________________________________________
______________________________________________
______________________________________________
______________________________________________
______________________________________________
______________________________________________
______________________________________________
______________________________________________
______________________________________________
______________________________________________
______________________________________________
______________________________________________
______________________________________________
______________________________________________
______________________________________________
______________________________________________
______________________________________________
______________________________________________

**5** Füllen Sie die Lücken des Lückentextes sinnvoll aus.

Nach dem Auftragen des Blondierbreis (______ + ____________________) quillt das ________________ das Haar auf und macht es aufnahmefähig. Außerdem __________________ die zugesetzten Alkalien die stabilisierende ___________ des $H_2O_2$ und _____________ dadurch den chemischen Vorgang der Blondierung. _________ und Persulfate dringen in die ______________________ des Haares ein und verstärken die ________________________ des Oxidationsmittels. Aus dem Oxidationsmittel wird _________________ abgespalten, dadurch werden die natürlichen ________________ des Haares aufgehellt. Eumelanin, das ______________________ Pigment, ist chemisch stabil und dadurch nicht so ___________ zu oxidieren. Darum kommt es bei schwarzem oder __________________ Haar leicht zu einem _____________-Stich. Phäomelanin ist das ___________ Pigment, welches auf Grund seiner ___________ Molekülgröße _______ zerstört werden kann. Nach ca. 20 Minuten ist die Einwirkzeit der Blondierung abgeschlossen und das Haar ist ________________. Zur eventuellen Farbkorrektur können ____________________ Haarbehandlungen wie z. B. ________________ mit den Farbnuancen ___________, _____________ oder ____________________ angewandt werden.

Alkalisierungsmittel, Asch, aufgehellt, Blondierpräparat, braun-schwarze, dunkelbraunem, farbverändernde Faserschicht, Gelbrot, $H_2O_2$ geringen, $H_2O_2$, $H_2O_2$ leicht, Matt, neutralisieren, Oxidationswirkung, Pigmente, Sauerstoff, Säure, Silber, starten, Tonspülungen

| Name: | | |
|---|---|---|
| Klasse: | Datum: | Blatt-Nr.: |

**Situation:**

*Das Blondierergebnis ist von vielfältigen Einflussfaktoren abhängig. In unterschiedlichen Versuchen will Anja mit ihren Arbeitskolleginnen den Einfluss auf das Blondierergebnis untersuchen.*

**Aufgaben:**

1. Teilen Sie die Klasse in sechs möglichst gleich große Gruppen auf.
2. Finden Sie sich mit Ihren Mitschülerinnen zusammen und bereiten Sie die jeweiligen Schülerversuche zum Einfluss auf das Blondierergebnis vor.
3. Jede Gruppe arbeitet sorgfältig und gewissenhaft, ohne die Mitschülerinnen zu stören!
4. Bevor Sie mit Ihrem jeweiligen Versuch beginnen, lesen Sie den Versuchsablauf aufmerksam durch.

## Gruppe 1: Schülerversuche zum Einfluss der $H_2O_2$-Konzentration auf das Blondierergebnis

**Materialien und Gegenstände:**

Drei unbehandelte Haarsträhnen (A, B, C) von normaler Haarstärke (0,06 mm) und gleicher Ausgangshaarfarbe, 60 g Blondiergranulat, 10 ml 3%iges $H_2O_2$, 10 ml 6%iges $H_2O_2$, 10 ml 9%iges $H_2O_2$, Farbkarte, drei Auftragepinsel und -becher, Kamm, Pflegespülung, Handschuhe, Handtuch, Wecker

**Versuchsablauf:**

1) Ziehen Sie die bereitliegenden Handschuhe an (Hautschutzplan beachten!).
2) Bestimmen Sie anhand der Farbkarte die Farbtiefe und die Farbrichtung der Haarsträhnen, und notieren Sie Ihre Ergebnisse in der Tabelle unten.
3) Feuchten Sie die Haarsträhnen etwas an.
4) Mischen Sie jeweils 20 g Blondiergranulat mit einer $H_2O_2$-Lösung, und bestreichen Sie die Haarsträhnen gleichmäßig mit der Blondiermasse.
5) Lassen Sie die Blondierung 30 Minuten einwirken (Wecker stellen).
6) Spülen Sie die Haarsträhnen sorgfältig unter fließendem Wasser ab, behandeln Sie die Haarsträhnen mit einer Pflegespülung nach und lassen Sie die Haarsträhnen auf einem Handtuch trocknen.
7) Vergleichen Sie die Ergebnisse der Versuche bezüglich
   a. des Aufhellungsgrades, der Farbtiefe und der Farbrichtung (Tabelle).
   b. der Haarstruktur (Griffprobe).
8) Überlegen Sie sich, warum einige Strähnen heller und strukturgeschädigter sind als andere, und begründen Sie Ihre Ergebnisse mit den Fachbegriffen!

| **Haarsträhne** | | **A** | **B** | **C** | **Notizen** | **Begründungen** |
|---|---|---|---|---|---|---|
| Ausgangshaarfarbe | Farbtiefe | | | | | |
| | Farbrichtung | | | | | |
| Zielhaarfarbe (Farbtiefe, Farbrichtung) | Versuch mit 3%igem $H_2O_2$ | | —— | —— | | |
| | Versuch mit 6%igem $H_2O_2$ | —— | | —— | | |
| | Versuch mit 9%igem $H_2O_2$ | —— | —— | | | |
| Haarstruktur | | | | | | |

Lernfeld 9

## Gruppe 2: Schülerversuche zum Einfluss der Wärmezufuhr auf das Blondierergebnis

### Materialien und Gegenstände:

Drei unbehandelte Haarsträhnen (A, B, C) von normaler Haarstärke (0,06 mm) und gleicher Ausgangshaarfarbe, 20 g Blondiergranulat, 40 ml 6%iges $H_2O_2$, Farbkarte, Auftragepinsel und -becher, Kamm, Pflegespülung, Handschuhe, Handtuch, zwei Folienabdeckungen, Trockenhaube, Wecker

### Versuchsablauf:

1) Ziehen Sie die bereitliegenden Handschuhe an (Hautschutzplan beachten!).
2) Bestimmen Sie anhand der Farbkarte die Farbtiefe und die Farbrichtung der Haarsträhnen, und notieren Sie Ihre Ergebnisse in der Tabelle unten.
3) Feuchten Sie die Haarsträhnen etwas an.
4) Vermischen Sie das Blondiergranulat mit der $H_2O_2$-Lösung, und bestreichen Sie die Haarsträhnen gleichmäßig mit der Blondiermasse.
5) Lassen Sie die Blondierung folgendermaßen einwirken (Wecker stellen):
   - Strähne A: 30 Minuten ohne Wärme.
   - Strähne B: 30 Minuten mit einer Folienabdeckung.
   - Strähne C: 30 Minuten mit einer Folienabdeckung unter der Trockenhaube.
6) Spülen Sie die Haarsträhnen sorgfältig unter fließendem Wasser ab, behandeln Sie die Haarsträhnen mit einer Pflegespülung nach und lassen Sie die Haarsträhnen auf einem Handtuch trocknen.
7) Vergleichen Sie die Ergebnisse der Versuche bezüglich
   a. des Aufhellungsgrades, der Farbtiefe und der Farbrichtung (Tabelle).
   b. der Haarstruktur (Griffprobe).
8) Überlegen Sie sich, warum einige Strähnen heller und strukturgeschädigter sind als andere, und begründen Sie Ihre Ergebnisse mit den Fachbegriffen!

______________________________

______________________________

______________________________

______________________________

### Ergebnisse:

| Haarsträhne | | A | B | C | Notizen | Begründungen |
|---|---|---|---|---|---|---|
| Ausgangshaarfarbe | Farbtiefe | | | | | |
| | Farbrichtung | | | | | |
| Zielhaarfarbe (Farbtiefe, Farbrichtung) | Versuch ohne Wärme | | —— | —— | | |
| | Versuch mit Folienhaube | —— | | —— | | |
| | Versuch mit Trockenhaube | —— | —— | | | |
| Haarstruktur | | | | | | |

Lernfeld 9

## Gruppe 3: Schülerversuche zum Einfluss der Einwirkzeit auf das Blondierergebnis

**Materialien und Gegenstände:**

Drei unbehandelte Haarsträhnen (A, B, C) von normaler Haarstärke (0,06 mm) und gleicher Ausgangshaarfarbe, 20 g Blondiergranulat, 40 ml 6%iges $H_2O_2$, Auftragepinsel und -becher, Kamm, Pflegespülung, Handschuhe, Handtuch, drei Wecker, Farbkarte

**Versuchsablauf:**

1) Ziehen Sie die bereitliegenden Handschuhe an (Hautschutzplan beachten!).
2) Bestimmen Sie anhand der Farbkarte die Farbtiefe und die Farbrichtung der Haarsträhnen, und notieren Sie Ihre Ergebnisse in der Tabelle unten.
3) Feuchten Sie die Haarsträhnen etwas an.
4) Vermischen Sie das Blondiergranulat mit der $H_2O_2$-Lösung, und bestreichen Sie die Haarsträhnen gleichmäßig mit der Blondiermasse.
5) Lassen Sie die Blondierung folgendermaßen einwirken (Wecker stellen):
   - Strähne A: 10 Minuten
   - Strähne B: 20 Minuten
   - Strähne C: 30 Minuten
6) Spülen Sie die Haarsträhnen sorgfältig unter fließendem Wasser ab, behandeln Sie die Haarsträhnen mit einer Pflegespülung nach und lassen Sie die Haarsträhnen auf einem Handtuch trocknen.
7) Vergleichen Sie die Ergebnisse der Versuche bezüglich
   a. des Aufhellungsgrades, der Farbtiefe und der Farbrichtung (Tabelle).
   b. der Haarstruktur (Griffprobe).
8) Überlegen Sie sich, warum einige Strähnen heller und strukturgeschädigter sind als andere, und begründen Sie Ihre Ergebnisse mit den Fachbegriffen!

______________________________

______________________________

______________________________

______________________________

**Ergebnisse:**

| Haarsträhne | | A | B | C | Notizen | Begründungen |
|---|---|---|---|---|---|---|
| Ausgangshaarfarbe | Farbtiefe | | | | | |
| | Farbrichtung | | | | | |
| Zielhaarfarbe (Farbtiefe, Farbrichtung) | Versuch mit 10 Minuten Einwirkzeit | | — | — | | |
| | Versuch mit 20 Minuten Einwirkzeit | — | | — | | |
| | Versuch mit 30 Minuten Einwirkzeit | — | — | | | |
| Haarstruktur | | | | | | |

| Name: | | |
|---|---|---|
| Klasse: | Datum: | Blatt-Nr.: |

## Gruppe 4: Schülerversuche zum Einfluss des Blondierpräparates auf das Blondierergebnis

### Materialien und Gegenstände:

Drei unbehandelte Haarsträhnen (A, B, C) von normaler Haarstärke (0,06 mm) und gleicher Ausgangshaarfarbe, 20 g Blondiergranulat, 20 g Blondierpulver, 20 ml Blondiercreme, 40 ml 6%iges $H_2O_2$, drei Auftragepinsel und -becher, Kamm, Pflegespülung, Handschuhe, Handtuch, Wecker, Farbkarte

### Versuchsablauf:

1) Ziehen Sie die bereitliegenden Handschuhe an (Hautschutzplan beachten!).
2) Bestimmen Sie anhand der Farbkarte die Farbtiefe und die Farbrichtung der Haarsträhnen, und notieren Sie Ihre Ergebnisse in der Tabelle unten.
3) Feuchten Sie die Haarsträhnen etwas an.
4) Mischen Sie jeweils **ein** Blondierpräparat mit der $H_2O_2$-Lösung, und bestreichen Sie die Haarsträhnen gleichmäßig mit der Blondiermasse: A = Blondiergranulat; B = -pulver; C = -creme.
5) Lassen Sie die Blondierung 30 Minuten einwirken (Wecker stellen).
6) Spülen Sie die Haarsträhnen sorgfältig unter fließendem Wasser ab, behandeln Sie die Haarsträhnen mit einer Pflegespülung nach und lassen Sie die Haarsträhnen auf einem Handtuch trocknen.
7) Vergleichen Sie die Ergebnisse der Versuche bezüglich
   a. des Aufhellungsgrades, der Farbtiefe und der Farbrichtung (Tabelle).
   b. der Haarstruktur (Griffprobe).
8) Überlegen Sie sich, warum einige Strähnen heller und strukturgeschädigter sind als andere, und begründen Sie Ihre Ergebnisse mit den Fachbegriffen!

______________________________________________

______________________________________________

______________________________________________

______________________________________________

______________________________________________

______________________________________________

### Ergebnisse:

| Haarsträhne | | A | B | C | Notizen | Begründungen |
|---|---|---|---|---|---|---|
| Ausgangs-haarfarbe | Farbtiefe | | | | | |
| | Farbrichtung | | | | | |
| Zielhaarfarbe (Farbtiefe, Farbrichtung) | Blondier-granulat | | —— | —— | | |
| | Blondier-pulver | —— | | —— | | |
| | Blondier-creme | —— | —— | | | |
| Haarstruktur | | | | | | |

| Name: | | |
|---|---|---|
| Klasse: | Datum: | Blatt-Nr.: |

## Gruppe 5: Schülerversuche zum Einfluss der Haarqualität auf das Blondierergebnis

**Materialien und Gegenstände:**

Je eine Haarsträhne (A) unbehandelter, (B) dauergewellter und (C) blondierter Haare der gleichen Ausgangshaarfarbe, 20 g Blondiergranulat, 40 ml 6%iges $H_2O_2$, Auftragepinsel und -becher, Kamm, Handschuhe, Handtuch, Wecker, DIN-A2-Plakat

**Versuchsablauf:**

1) Ziehen Sie die bereitliegenden Handschuhe an (Hautschutzplan beachten!).
2) Bestimmen Sie anhand der Farbkarte die Farbtiefe und die Farbrichtung der Haarsträhnen und notieren Sie Ihre Ergebnisse in der Tabelle unten.
3) Feuchten Sie die Haarsträhnen etwas an.
4) Mischen Sie das Blondiergranulat mit der $H_2O_2$-Lösung, und bestreichen Sie die Haarsträhnen gleichmäßig mit der Blondiermasse.
5) Lassen Sie die Blondierung 30 Minuten einwirken (Wecker stellen).
6) Spülen Sie die Haarsträhnen sorgfältig unter fließendem Wasser ab, behandeln Sie die Haarsträhnen mit einer Pflegespülung nach und lassen Sie die Haarsträhnen auf einem Handtuch trocknen.
7) Kleben Sie die Haarsträhnen A, B und C nebeneinander auf das Plakat und schreiben Sie darüber, um welche Haarqualität es sich jeweils handelt!
8) Vergleichen Sie die Ergebnisse der Blondierversuche bezüglich
   a. des Aufhellungsgrades (Strähne XY wurde stark/wenig aufgehellt),
   b. der Haarstruktur (Griffprobe).
9) Entwickeln Sie anhand der Beobachtungen einen Merksatz, der die Ergebnisse zusammenfasst. Notieren Sie den Merksatz auch auf dem Plakat!

______________________________

______________________________

______________________________

______________________________

**Ergebnisse:**

| **Haarsträhne** | | **A** | **B** | **C** | **Notizen** | **Begründungen** |
|---|---|---|---|---|---|---|
| Ausgangshaarfarbe | Farbtiefe | | | | | |
| | Farbrichtung | | | | | |
| Zielhaarfarbe (Farbtiefe, Farbrichtung) | Blondiergranulat | | — | — | | |
| | Blondierpulver | — | | — | | |
| | Blondiercreme | — | — | | | |
| Haarstruktur | | | | | | |

## Gruppe 6: Schülerversuche zum Einfluss der Ausgangshaarfarbe auf das Blondierergebnis

**Materialien und Gegenstände:**

Je eine Haarsträhne unbehandelter naturfarbener (A) mittelblonder, (B) mittelbrauner und (C) schwarzer Haare, 20 g Blondiergranulat, 40 ml 6%iges $H_2O_2$, Auftragepinsel und -becher, Kamm, Pflegespülung, Handschuhe, Handtuch, Wecker, DIN-A2-Plakat

**Versuchsablauf:**

1) Ziehen Sie die bereitliegenden Handschuhe an (Hautschutzplan beachten!).
2) Bestimmen Sie anhand der Farbkarte die Farbtiefe und die Farbrichtung der Haarsträhnen, und notieren Sie Ihre Ergebnisse in der Tabelle unten.
3) Feuchten Sie die Haarsträhnen etwas an.
4) Mischen Sie das Blondiergranulat mit der $H_2O_2$-Lösung, und bestreichen Sie die Haarsträhnen gleichmäßig mit der Blondiermasse.
5) Lassen Sie die Blondierung 30 Minuten einwirken (Wecker stellen):
6) Spülen Sie die Haarsträhnen sorgfältig unter fließendem Wasser ab, behandeln Sie die Haarsträhnen mit einer Pflegespülung nach und lassen Sie die Haarsträhnen auf einem Handtuch trocknen.
7) Kleben Sie die Haarsträhnen A, B und C nebeneinander auf das Plakat und schreiben Sie darüber, um welche Ausgangshaarfarbe es sich jeweils handelt!
8) Vergleichen Sie die Ergebnisse der Versuche bezüglich
   a. des Aufhellungsgrades (Strähne XY wurde stark/wenig aufgehellt),
   b. der Haarstruktur (Griffprobe).
9) Entwickeln Sie anhand der Beobachtungen einen Merksatz, der die Ergebnisse zusammenfasst. Notieren Sie den Merksatz auch auf dem Plakat!

________________________________________

________________________________________

________________________________________

________________________________________

**Ergebnisse:**

| **Haarsträhne** | | **A** | **B** | **C** | **Notizen** | **Begründungen** |
|---|---|---|---|---|---|---|
| Ausgangs-haarfarbe | Farbtiefe | | | | | |
| | Farbrichtung | | | | | |
| Zielhaarfarbe (Farbtiefe, Farbrichtung) | A | | —— | —— | | |
| | B | —— | | —— | | |
| | C | —— | —— | | | |
| Haarstruktur | | | | | | |

**Situation:**

*Frau Sommer ist seit Jahren Stammkundin im Salon „Haargenau“. Sie hat langes, blondes Haar mit einem nachgewachsenen Ansatz von etwa 5 bis 6 cm. Nach der Haar- und Kopfhautdiagnose will Anja mit der Ganzblondierung beginnen. Ihre Chefin beobachtet die Situation und rät Anja, lediglich den Ansatz aufzuhellen.*

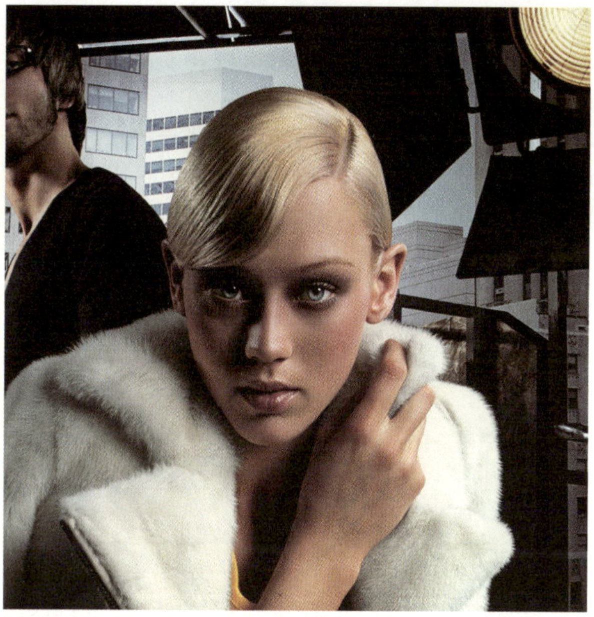

*Bild 1: Blondiertes Haar*

**Aufgaben:**

1 Welche Blondiertechnik ist in diesem Fall zu empfehlen? Begründen Sie Ihre Entscheidung!

2 Beschreiben Sie, wie Sie die Blondierung bei Frau Sommer durchführen.

3 Kennzeichnen Sie in den folgenden Abbildungen mit unterschiedlich farbigen Stiften die chronologische Vorgehensweise der Ansatzblondierung.

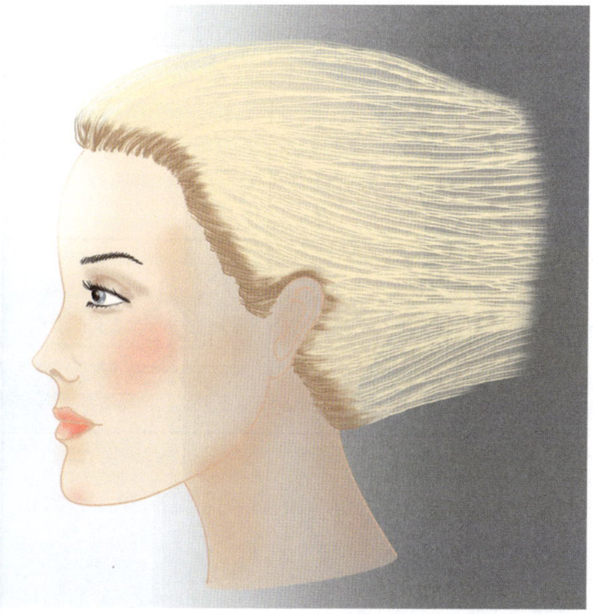

*Bild 2: Ansatzblondierung von 1 cm Nachwuchs*

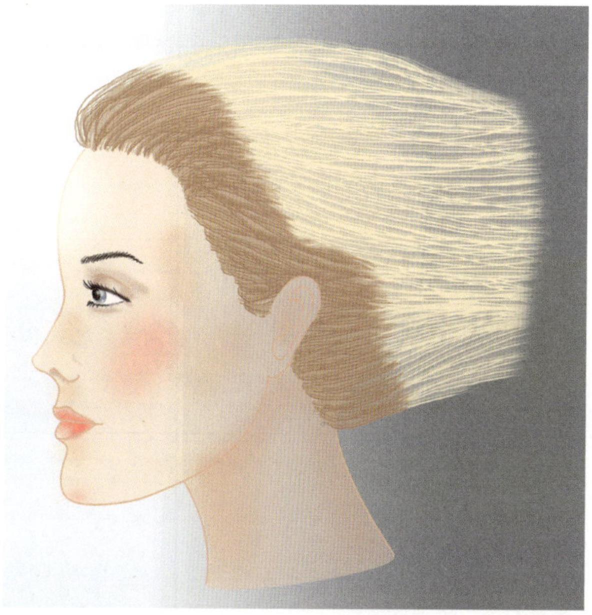

*Bild 3: Ansatzblondierung von 5 bis 6 cm Nachwuchs*

Lernfeld 9

| Name: | | |
|---|---|---|
| Klasse: | Datum: | Blatt-Nr.: |

**4** Begründen Sie Ihre Entscheidungen aus Aufgabe 3!

______________________________________________

______________________________________________

______________________________________________

______________________________________________

**5** Welche Aufgaben erfüllt eine Blondierwäsche?

______________________________________________

______________________________________________

______________________________________________

______________________________________________

**6** Blondiersträhnen lassen sich in vielfältigen Arbeitstechniken realisieren. Geben Sie die wichtigsten Informationen in der nachstehenden Tabelle wieder.

| **Arbeits-technik** | **Vorteile** | **Nachteile** | **Geeignet bei** | **Durchführung** |
|---|---|---|---|---|
| Hauben-strähnen | | | | |
| Folien-strähnen | | | | |
| Kamm-strähnen | | | | |
| Gemalte Strähnen | | | | |
| Toupier-strähnen | | | | |

Name:

| Klasse: | Datum: | Blatt-Nr.: |
| --- | --- | --- |
| | | |

**Situation:**

*Frau Rösner hat einen Termin zum Haarefärben. Während des Beratungsgespräches sieht sie sich die vor ihr liegende Farbkarte an und ist verblüfft. „Das ist ja bemerkenswert. Alle Farben auf dieser Farbkarte lassen sich in meinem Haar realisieren?“, fragt die Kundin. Anja überlegt.*

**Aufgaben:**

**1** Was antworten Sie der Kundin?

______________________________

______________________________

______________________________

______________________________

______________________________

**2** Schauen Sie sich die Farbkarte genau an und beschreiben Sie den Aufbau der Karte (Bild 1).

______________________________

______________________________

______________________________

______________________________

______________________________

______________________________

______________________________

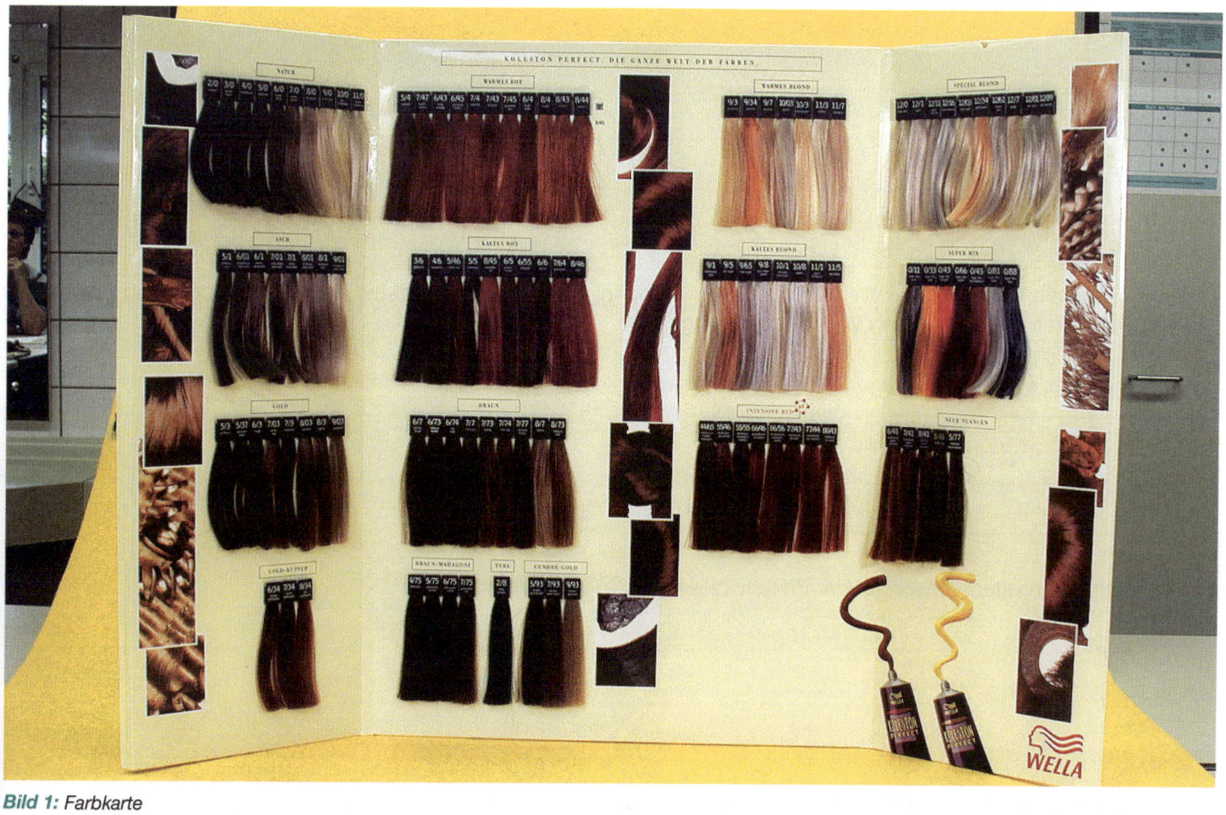


***Bild 1:** Farbkarte*

| Name: | | |
|---|---|---|
| Klasse: | Datum: | Blatt-Nr.: |

**3** Informieren Sie sich, wie die Bezeichnungen der Haarfarben in den Farbkarten gängiger Herstellerfirmen lauten, und ordnen Sie sie den Farbtönen des Farbkreises zu.

| Farbbezeichnung des Farbkreises | Bezeichnung der Haarfarben in Farbkarten |
|---|---|
| Blau | |
| Grün | |
| Gelb | |
| Violett | |
| Rot | |
| Orange | |

**4** Bestimmen Sie die Farbtiefe und Farbrichtung der Haare mehrerer Mitschülerinnen mithilfe einer Farbkarte.

**5** Um unerwünschte Farbnuancen korrigieren zu können, ist es in der Friseurpraxis wichtig, die Wirkung von Komplementärfarben zu kennen. Mit welchen Haarfarben lassen sich die folgenden Farbnuancen abschwächen?

| Unerwünschte Farbnuance | Abschwächung durch Komplementärfarbe (Farbbezeichnung der Herstellerfirmen) |
|---|---|
| Asche, Perl (1) | |
| Matt (2) | |
| Gold (3) | |
| Rotgold (4) | |
| Purpur (5) | |
| Silber, Cendre (6) | |

**6** Erläutern Sie die Zusammensetzung des Färbebreis.

______________________________________________

______________________________________________

______________________________________________

______________________________________________

**7** Im Friseursalon wird Wasserstoffperoxid ($H_2O_2$) als gängiges Oxidationsmittel verwendet. Beschreiben Sie die Eigenschaften und Wirkungen von $H_2O_2$-Lösungen.

______________________________________________

______________________________________________

______________________________________________

______________________________________________

**8** Für welche Arbeiten verwendet der Friseur Wasserstoffperoxid?

______________________________________________

______________________________________________

______________________________________________

______________________________________________

**9** Was ist beim Umgang und bei der Lagerung von $H_2O_2$ zu beachten (Bild 1)?

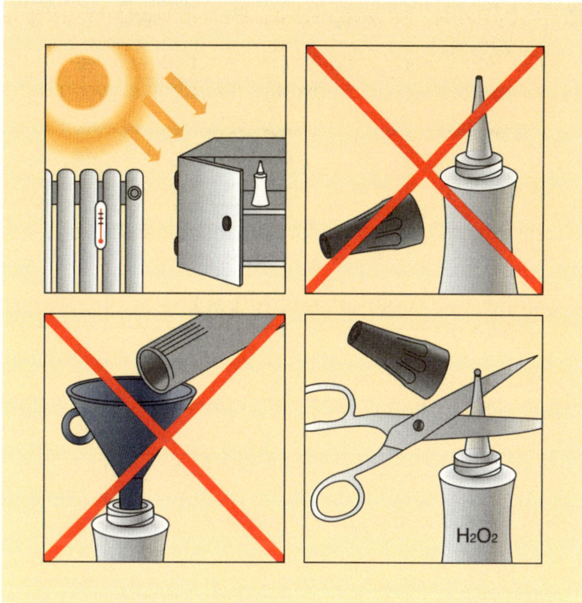


*Bild 1: Lagerung von $H_2O_2$-Lösungen*

**10** Zeigen Sie auf, für welche Anwendungen 3%ige, 6%ige, 9%ige und 12%ige $H_2O_2$-Lösungen im Friseurbedarf verwendet werden.

| Wasserstoffperoxid-Lösung | Anwendungen |
|---|---|
| 3%ige Lösung | |
| 6%ige Lösung | |
| 9%ige Lösung | |
| 12%ige Lösung | |

**11** Welche Aufgaben haben Katalysatoren und Stabilisatoren in Wasserstoffperoxid-Lösungen?

| Name: | | |
|---|---|---|
| Klasse: | Datum: | Blatt-Nr.: |

## Situation:

*Die Schulpraktikantin liest in der Mischecke aufmerksam die Inhaltsstoffe der Oxidationshaarfarben und Wasserstoffperoxid-Lösungen durch. Neugierig bittet sie Anja, ihr die Aufgaben der Inhaltsstoffe zu erläutern.*

**Aufgaben:**

**1** Erläutern Sie der Schulpraktikantin anstelle von Anja die Aufgaben der Färbepräparate.

| Farbbildner (Oxidationshaarfarben) | Aufgaben |
|---|---|
| Direktziehende Farbstoffe (Nuancierungsfarbstoffe) | |
| Alkali (Ammoniak) | |
| Pufferstoffe | |
| Trägersubstanzen (Ö/W-Emulsionen, Gele) | |
| Wasser in der Trägersubstanz | |
| Netzmittel (Tenside) | |
| **Inhaltsstoffe des Oxidationsmittels ($H_2O_2$)** | **Aufgaben** |
| Wasserstoffperoxid | |
| Säure | |
| Wasser | |

**2** Beschreiben Sie die Oxidationsvorgänge im Haar durch den frei werdenden Sauerstoff (doppelter Oxidationsvorgang).

**3** Beschreiben Sie den Kupplungsvorgang der Oxidationsfarbstoffe (Bild 1).

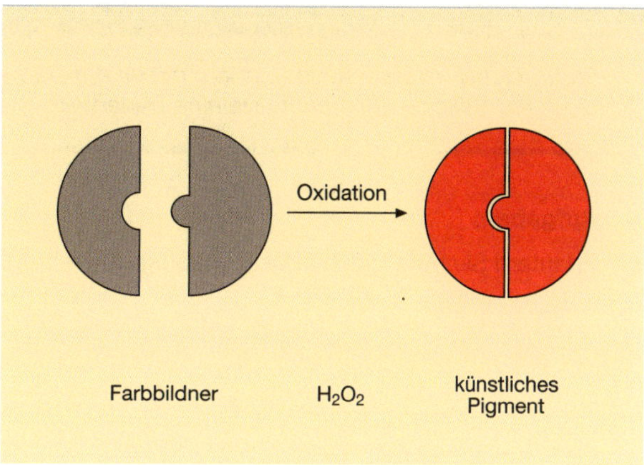


*Bild 1: Kupplungsvorgang der Oxidationsfarbstoffe*

**4** Erläutern Sie die Neutralisation der Oxidationshaarfarbe durch das Mischen mit der $H_2O_2$-Lösung.

**5** Welchen Einfluss hat die $H_2O_2$-Konzentration des Färbebreis auf das Farbergebnis?

**6** Nach der Haarfärbung gibt Anja eine Pflegespülung auf das Haar der Kundin. Warum?

**7** Warum enthalten Oxidationshaarfarben auch direktziehende Farbstoffe?

| Name: | | |
|---|---|---|
| Klasse: | Datum: | Blatt-Nr.: |

## Situation:

*Frau Reichel hat mittelblondes Haar mit einem starken Weißanteil. Sie möchte ihren Naturton wieder stärker betonen. Gleichzeitig möchte sie eine Dauerwelle, weil das Haar wenig Volumen und Stand aufweist.*

**Aufgaben:**

**1** Erläutern Sie Frau Reichel die technologischen Vorgänge beim Färben (Bild 1).

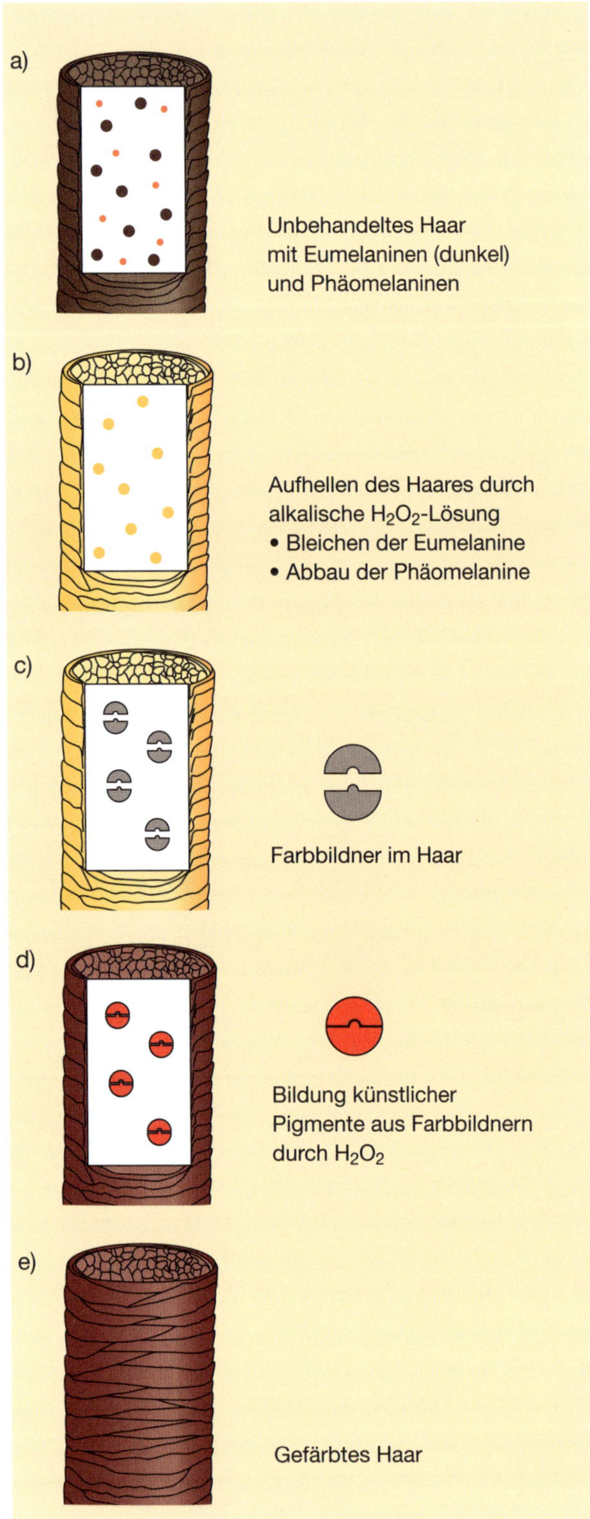


*Bild 1: Wirkungsweise von oxidativen Haarfarben*

**2** Nennen Sie die beiden natürlichen Pigmente im Haar und deren Farbtöne.

______________________________________________

______________________________________________

______________________________________________

______________________________________________

______________________________________________

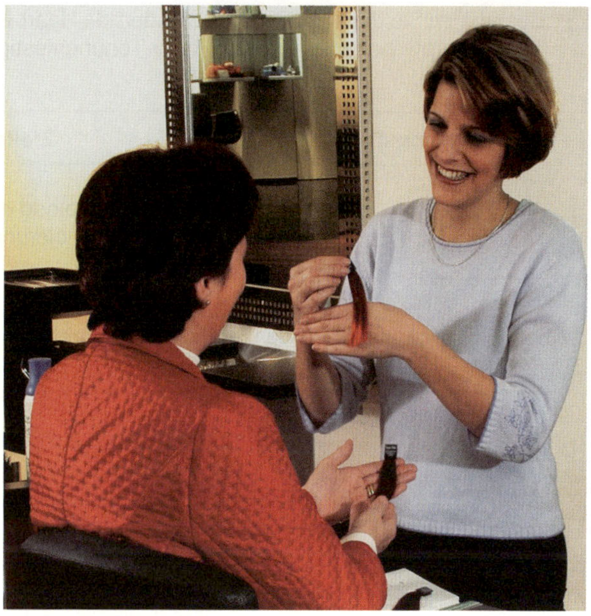

*Bild 1:* *Farbberatung*

**3** Füllen Sie die Lücken und die Tabelle sinnvoll aus.

Beim ______________ nach einer Färbung kann der ____________________________ beim gefärbten Haar zum Abbau eines Teils der künstlichen ________________ führen. Dadurch wird der Farbton der Zielfarbe ________________ und lebhafter.

Wird die Dauerwelle vor einer ________________ durchgeführt, ist das Haar ________________ und nimmt die Farbe ____________ an. Die Folge ist ein ____________________ Farbergebnis und eine ________________ der Dauerwelle.

Abschwächung, aufnahmefähige, Dauerwellen, dunkleres, Färbung, heller, Pigmente, Reduktionsvorgang, schneller

| Erst Färbung, dann Dauerwellbehandlung | |
|---|---|
| Einfluss auf das Farbergebnis | |
| Einfluss auf das Dauerwellergebnis | |
| Abhilfmaßnahmen | |
| **Erst Dauerwellbehandlung, dann Färbung** | |
| Einfluss auf das Farbergebnis | |
| Einfluss auf das Dauerwellergebnis | |
| Abhilfmaßnahmen | |

| Name: | | |
|---|---|---|
| Klasse: | Datum: | Blatt-Nr.: |

**4** Bestimmen Sie die korrekte farbverändernde Haarbehandlung: Blondieren, Hellerfärben, Färben, Kolorieren, Tönen, Farbwäsche (Tonspülung) oder Tönungsfestiger.

| Ausgangshaarfarbe | Zielfarbe | Farbverändernde Haarbehandlung |
|---|---|---|
| Hellblond | Hell-lichtblond mit leichter Aschnuancierung | |
| Mittelblond mit starkem Weißanteil | Mittelblond | |
| Dunkelblond | Hellblond | |
| Hellgoldblond | Hellaschblond | |
| Mittelbraun | Mittelbraun mit leichter Violettnuancierung | |
| Dunkelbraun | Lichtblond | |
| Schwarz | Dunkelbraun mit leichter Rotnuancierung | |
| Weiß | Leichte Perlgraunuancierung | |

**5** Erklären Sie der Kundin mithilfe des Lückentextes die chemischen Vorgänge beim Färben und Hellerfärben des Haares.

Der aus dem ______________ und dem $H_2O_2$ angesetzte ____________ wird auf das ____________________ aufgetragen. Das ________________________ quillt das Haar auf und macht es ______________________. Kleine Oxidationsfarbstoffe, ____________________________-Farbstoffe und Kupplungskomponenten dringen ins Haar ein. _________________ neutralisiert die stabilisierende __________ des $H_2O_2$ und erleichtert die __________ __ von Sauerstoff. Dieser frei werdende ____________ verbindet die Farbbildner unter Beteiligung der ____________________________ zu künstlichen ______________________. Gleichzeitig wird ein Teil der natürlichen _____________________ des Haares durch Oxidation _____________________.

Bei einer Hellerfärbung werden die Haare zwischen _______ und _______ Farbstufen aufgehellt. Daher werden __________ natürliche Pigmente ____________ als bei der herkömmlichen Färbung. Neu _______________ Farbstoffe können die natürlichen Pigmente nicht hinreichend ____________________, im Gegenteil sie ____________________ ab. Zur Hellerfärbung werden daher ____________________ $H_2O_2$-Konzentrationen verwendet.

abdecken, Abspaltung, Alkalisierungsmittel, Ammoniak, aufnahmefähig, dunkeln, ein, Färbebrei, Färbemittel, Farbpigmenten, fertig vorliegende, gewaschene Haar, höhere, Kupplungskomponenten, mehr, oxidiert, Pigmente, Sauerstoff, Säure, Abspaltung, vier, zerstört, zugeführte

**Situation:**

*Frau Schulte hat hartes, glasiges Haar. Weil das Haar die Farbe sehr schwer annimmt, schlägt Anjas Chefin vor, eine Borstenmischung anzusetzen und damit das Haar der Kundin einzufärben. Anja ist verunsichert.*

**Aufgaben:**

**1** Erklären Sie Anja, was eine „Borstenmischung" ist und wie sie angemischt wird.

**2** Welchen Einfluss haben die Haarstärke und die Haarstruktur auf die Farbtonwahl und/oder die Arbeitsweise des Färbens (Bild 1)?

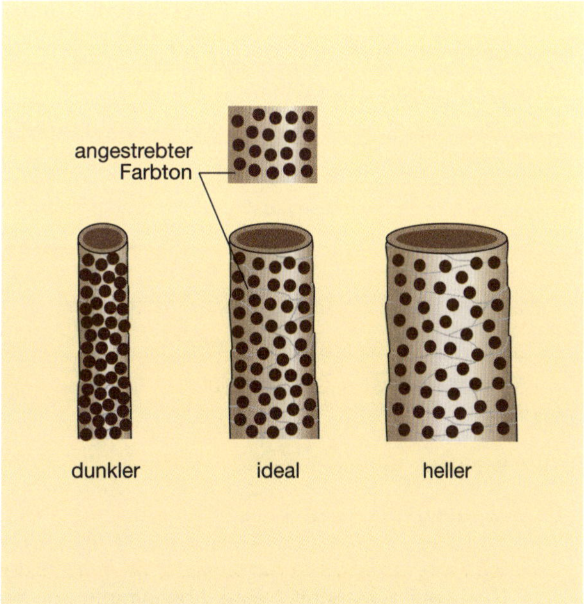


*Bild 1: Farbergebnis bei unterschiedlichen Haarstärken*

| Name: | | |
|---|---|---|
| Klasse: | Datum: | Blatt-Nr.: |

**3** Finden Sie gemeinsam mit Ihrer Sitznachbarin Abhilfmaßnahmen für die folgenden fehlerhaften Farbergebnisse.

| Haareigenschaft | Farbergebnis (fehlerhaft) | Abhilfmaßnahmen |
|---|---|---|
| Dickes, glasiges Haar | Zu hell | |
| Feines Haar | Zu dunkel | |
| Dickes Haar | Zu hell | |
| Hoher Weißanteil | Rotton zu leuchtend | |
| Strukturgeschädigtes Haar | Zu dunkel, Rotton fällt heraus, Spitzen zu matt | |
| Weißer Ansatz | Unzureichende Deckkraft am Ansatz | |

**4** Beschreiben Sie die Vorgehensweise einer Ansatzfärbung (Bild 1).

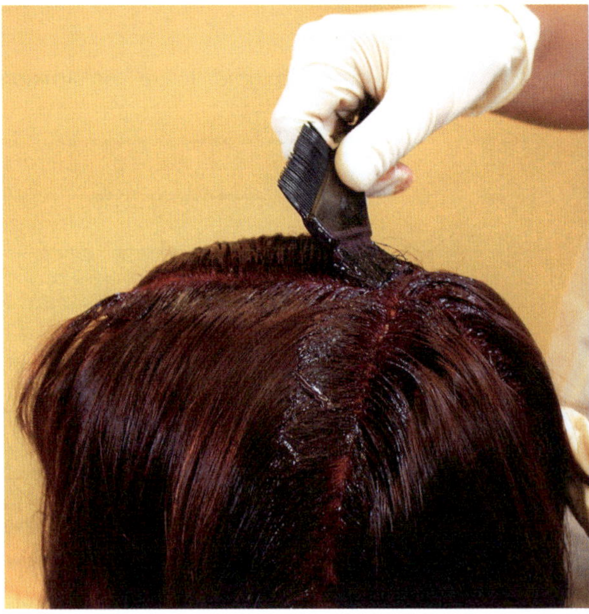

***Bild 1:** Ansatzfärbung*

| Name: | | |
|---|---|---|
| Klasse: | Datum: | Blatt-Nr.: |

**5** Erläutern Sie die Vorgehensweise einer Erstfärbung bei

a) einer Hellerfärbung und einer Färbung im Rot- und Modeton,

b) einer Dunklerfärbung und einer Ton-in-Ton-Färbung (Bild 1).

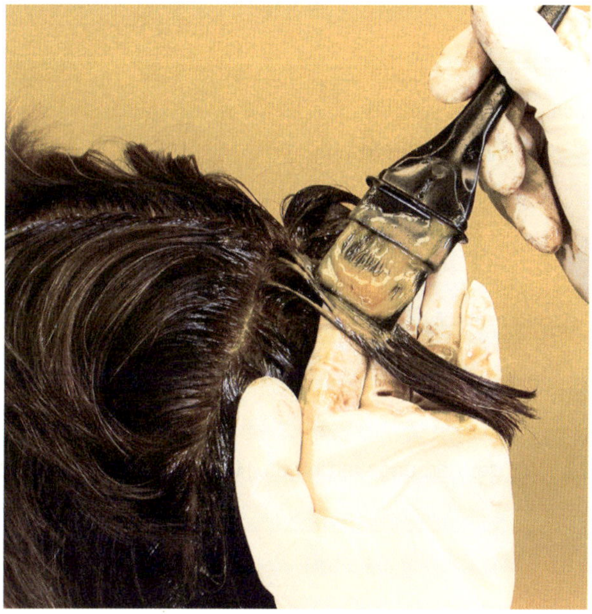

*Bild 1: Erstfärbung*

**6** Beschreiben Sie das „Vorpigmentieren" von strukturgeschädigtem Haar mit Rotfarbstoffen.

**7** Bei Haaren mit großem Weißanteil müssen zusätzlich Pigmente zugeführt werden, um ein optimales Farbergebnis zu erreichen. Erläutern Sie das „Vorpigmentieren" von weißem Haar bei

**a)** einer Färbung im Natur-/Aschton,

**b)** einer Rotfärbung,

**c)** einer Hellerfärbung.

**8** Vor der Färbung werden die Haare normalerweise nicht gewaschen. Warum nicht?

**9** Beschreiben Sie gesundheitliche Gefahren, die von Oxidationshaarfarben ausgehen können, und wie Friseurin und Kundin sich davor schützen können.

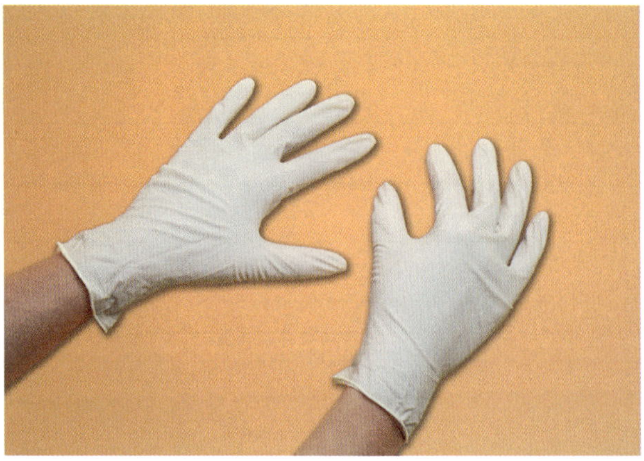

*Bild 1: Latexhandschuhe*

**Situation:**

*Frau Simonis hat heute eine Färbung in einem brillanten Rotton bekommen. Leider ist das Ergebnis etwas kräftig und zu dunkel ausgefallen. Anja fragt die Chefin, wie sie den satten Rotton abschwächen kann.*

**Aufgaben:**

**1** Die Chefin rät Anja, den kräftigen Rotton mit seiner Komplementärfarbe zu korrigieren. Wie meint sie das?

______

______

______

**2** Für den Farbabzug stehen dem Friseur zwei Möglichkeiten zur Verfügung. Vergleichen Sie die beiden Arten in der folgenden Übersicht.

| | Alkalischer (oxidativer) Farbabzug | Saurer (reduktiver) Farbabzug |
|---|---|---|
| Verwendete Präparate | | |
| Wirkstoffe | | |
| Chemischer Vorgang | | |
| Anwendungshinweise | | |
| Nachbehandlung | | |
| Entfärbung | | |
| Anwenden | | |
| Vorteile | | |
| Nachteile | | |

Lernfeld 9

**Situation:**

*Frau Hecker hat sich in einer Drogerie eine Tönung gekauft, um ihren Haaren für die Dauer von 5 bis 8 Haarwäschen einen modischen Rotton zu verleihen. Als der Farbton nach 4 Wochen jedoch immer noch nicht ausgewaschen ist, besucht sie den Friseursalon „Haargenau", um sich beraten zu lassen.*

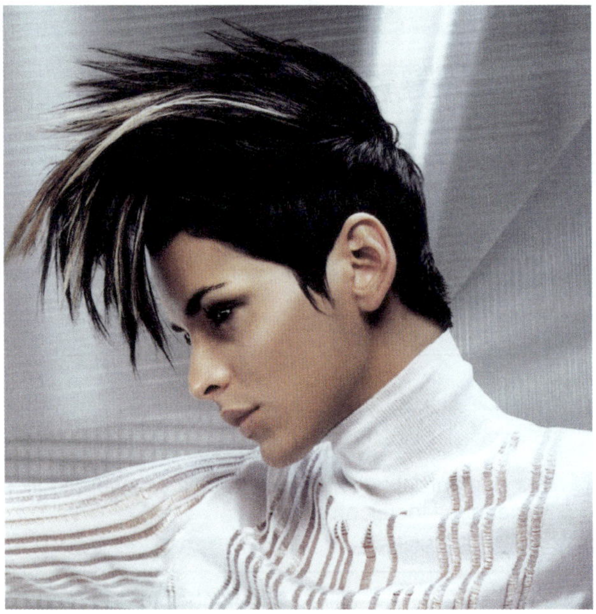

***Bild 1:*** *Moderne Farbveränderung*

**Aufgaben:**

**1** Erläutern Sie Frau Hecker, um welche Art von Tönung es sich in ihrem Fall gehandelt haben muss.

**2** Erarbeiten Sie in Partnerarbeit die Unterschiede zwischen Tönungen und Intensivtönungen (Kolorationen).

| | Tönung | Intensivtönung |
|---|---|---|
| Färbekomponente | | |
| Oxidationsmittel | | |
| Wirkweise | | |
| Deckungskraft | | |
| Haltbarkeit | | |

**3** Beschreiben Sie die einzelnen Arbeitsschritte bei der Durchführung von Kolorationen.